中医脉诊入门

图解版

六讲

范逸品　主编

全国百佳图书出版单位

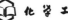 化学工业出版社

·北京·

图书在版编目（CIP）数据

中医脉诊入门六讲：图解版 / 范逸品主编 .—北京：
化学工业出版社，2023.1（2024.4 重印）

ISBN 978-7-122-42369-6

Ⅰ.①中… Ⅱ.①范… Ⅲ.①脉诊－图解
Ⅳ.① R241.2-64

中国版本图书馆 CIP 数据核字（2022）第 191598 号

责任编辑：王新辉　赵玉欣

责任校对：王　静　　　　　　装帧设计：关　飞

出版发行：化学工业出版社（北京市东城区青年湖南街 13 号　邮政编码 100011）
印　　装：中煤（北京）印务有限公司
710mm×1000mm 1/16 印张 10½ 字数 200 千字 2024 年 4 月北京第 1 版第 2 次印刷

购书咨询：010-64518888
售后服务：010-64518899
网　　址：http：//www.cip.com.cn

凡购买本书，如有缺损质量问题，本社销售中心负责调换。

定价：49.80 元　　　　　　　　　　　　版权所有 违者必究

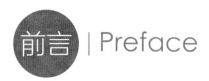

前言 | Preface

中医诊病有四大法宝，望、闻、问、切，其中切脉又是较为重要的一种诊断方法。通过切脉，不仅可以再次验证望诊、闻诊、问诊的准确性，而且能够对身体极细微的变化加以感知和把握，从而做出准确判断，指导治疗。

很多人觉得切脉玄奥，一方面是因为通过手臂上短短的一段脉搏，就能诊察整个身体的健康状况，听起来确实匪夷所思，另一方面是脉诊中的诸多名词确实不容易理解，这让许多想要接触脉诊的人望而却步。

其实，脉诊并不神秘，也没有想象的那么难。经过历代医家的无数实践，中医对人体健康的理解与把握已经非常成熟，脉诊理论体系也逐渐完善，只要我们遵循脉诊理论，多加实践、用心感受，都是可以学会脉诊的。

本书采用图文形式，分别介绍了脉诊的发展历程、脉诊的原理、正确诊察脉象的方法和练习技巧，以及如何辨别病脉与平脉，最后细致介绍了 6 大类 28 脉的具体诊察方法。

对于 6 大类 28 脉，每一种脉象我们从脉象特征、脉理、诊脉诀窍、主病、相似脉象的鉴别等方面做了论述，同时将相似脉象以图表形式做了对比，以帮助读者逐渐清晰它们之间的细微区别，便于在实践中去用心感知和体会。

临床上单一脉象少见，多为两种以上脉象同时并见，书中对 28 种单一脉象的兼脉做了详细描述，比如兼脉的常见病症、鉴别诊断、临床用药，等等。

此外，在每一种脉象的最后，我们还设置了"个人切脉体会和技巧"栏目，把编者在临床诊脉过程中的一些经验和盘托出，以期更好地帮助读者理解和把握脉象。

全书内容以大量图表呈现，白话讲解，避免了晦涩难懂的专业术语，助力读者脉诊入门！

虽用心筹划，精心编写，但限于学识和经验，书中会有不足之处，还望读者诸君不吝指正。

编者

2022 年 8 月

目录 | Contents

脉诊的发展

　　中医脉学，即我们通常所说的"脉诊"，它是医者通过按触患者身体不同部位的脉搏，以体察患者脉象变化的一种诊断方法，属传统的中医四诊（望、闻、问、切）之一。脉诊在我国有着漫长的发展史，它是我国历代医家长期临床经验的总结。自古至今，几乎每一个历史时期的中医典籍中都有关于脉诊的论述，它们贯穿千年，记录着脉诊的前世今生。

中医脉学的源头——《黄帝内经》

关于脉诊的起源，司马迁在《史记·扁鹊仓公列传》中说："至今天下言脉者，由扁鹊也。"意指脉诊源于扁鹊，或扁鹊生活的战国时代（距今2700多年了），此说法是否准确，今已无凿证。不过，中医历代医家认为脉学为远古时代黄帝所创，如唐代杨玄操说"脉法始于黄帝"。

《黄帝内经》是我国现存最早、最为完整的一部医学大典，它保留了上古时期的医学内容，包括脉学内容，标志着中医学自此从经验医学迈向了理论医学的新阶段。全书分《灵枢》和《素问》两部分，以大量的篇章讨论了脉诊的问题，其中《玉版论要》《脉要精微论》《平人气象论》《玉机真脏论》《三部九候论》《论疾诊尺》等篇，不仅涵盖了脉诊的方法、要求、时间和部位，而且也记述了不同的脉象。

譬如，关于脉诊的方法和诊脉部位，书中记载了"三部九候诊法（又称遍诊法）""十二经诊法""人迎寸口诊法""尺寸诊法"，以及"尺肤诊""色脉诊""色脉尺诊"等诊法，其中尤以"三部九候诊法"为重；对于脉象，书中搜罗记载的也比较繁杂，典型的脉名就有浮、沉、大、小、滑、涩、细、疾、迟、长、实、强、微、衰、急、散、代、钩、盛、数、弦、濡、软、弱、轻、虚、毛、静、紧、结、动、短、缓、横、瘦，等等，加上一些非典型的及难以索解的脉形脉名，共计近百种。

同时，书中还具体阐释了脉象主病的机理，并以四时脉、真脏脉、平脉、病脉等进行分析说明，不但清晰地论述了这些脉象的形态、临床意义和作用，而且还就气候条件、四季时令、昼夜变化、生活作息等诸多因素对脉诊的影响也作了说明。

可以说，《黄帝内经》一书较为全面地反映了当时我国脉学的发展水平，为后世脉学的发展奠定了坚实的理论基础。

主张独取寸口脉——《难经》

《难经》（原名《黄帝八十一难经》），"难"，作"问难"或"疑难"解；"经"指《黄帝内经》，即问难《黄帝内经》。《难经》相传为扁鹊所著，它是对《黄帝内经》学术理论作进一步充实和发挥的重要经典，有《黄帝内经》"羽翼"之说。作为医学经典，《难经》的历史地位仅次于《黄帝内经》，在中医脉学领域占有极其重要的位置，其最大的创见之一就是主张"独取寸口脉"，并用 1/4 的篇幅做了专门的论述。

《黄帝内经》虽有"气口独为五脏主"之说，但并非"独取寸口"，而是以三部九候诊法为主，《难经》则提出了寸口为"脉之大会""五脏六腑之所终始"，诊脉应"独取寸口"，并赋予了"三部九候"新的内容。

在《黄帝内经》中，"三部"指头、手、足，不是寸、关、尺，全书没有涉及"关"部，偶及尺也是尺肤。《难经》则以关为界，取关至鱼际，得一寸（同身寸），以寸名；从关至尺泽，得一尺（同身寸一尺），以尺名。"九候"，在《黄帝内经》中，指九个切脉部位，而《难经》中的"九候"则是指以手腕寸、关、尺为三部，每部又有浮、中、沉三候。浮、中、沉即切脉指力的轻重，并以菽豆多少权衡，以体察不同层次的脉象，判断相应脏腑的功能状态。《难经》寸口脉诊，寸、关、尺三部候上、中、下纵向信息，浮、中、沉九候察表里横向信息，表里上下纵横交错，全身各部生理病理信息均聚集、传感到寸口部，具有"全息"的特性。

并且，《难经》脉诊还以"阴阳"理论解释和说明了脉及脉理规律。如"二难"中所提到的"尺寸分阴阳"之说："从关至尺是尺内，阴之所治也；从关至鱼际是寸内，阳之所治也。"也就是说，三部中的"尺"为阴，"寸"为阳；又如"四难"中提到的"呼出心与肺，吸入肾与肝，呼吸之间，脾受谷气也，其脉在中"等，都形成了《难经》独特的阴阳脉法。

此外，《难经》中还论述了寸口三部与脏腑经脉五行相生配位的联系。在《黄帝内经》中，脉位遍及全身，《难经》则根据五行特性及相生原理，指出肺、大肠属金，生肾膀胱水，肺位上、藏于右、居右寸，水流下而肾居左尺；水生木，木生火，火炎上，故肝胆在关而心、小肠在左寸；火生土，土居中，故脾胃在关而心主三焦在右尺。可以说，这是《难经》的又一创举，此后历代医家的脏腑脉位虽与此有出入，但主旨相同。

总之，《难经》中的"独取寸口诊脉法"不仅诊察方便、易行实用，最关键的还是在于它能准确地解决脉诊的定性问题，而这又恰好是辨证施治最简要的指标。此后一千多年，脉诊就是沿着"独取寸口"的道路向前发展的！

脉诊临床的典范
——《伤寒论》《金匮要略》

在我国中医发展史上，《伤寒论》《金匮要略》皆为重要的传世经典，二者均出自东汉医圣张仲景之手。

其中，《伤寒论》原为《伤寒杂病论》的一部分，是一部论述外感病及内科杂病治疗规律的专著，撰于公元205年前后，在传世的过程中，经后人整理编纂，将其中的外感病内容辑录为《伤寒论》；而另外的内科杂病部分，经西晋医学家王叔和整理后，其古传本之一名为《金匮玉函要略方》，共有3卷，上卷辨伤寒，中卷论杂病，下卷记药方，后北宋校正医书局林亿等人根据当时所留存的蠹简文字重新进行了编校，摘取其中以杂病为主的内容，仍整理订正为3卷，改名《金匮要略方论》。

从内容上看，《伤寒论》和《金匮要略》虽不直接讲述脉法，但均以脉诊作为辨证的重要依据，确立了脉症合参、辨证施治的原则，对临床医学发展影响甚大。平脉辨证（以常衡变），是辨证施治的主要思想，脉象蕴含了病证的病位、病性、邪正关系、病势等重要因素，通过脉象可以辨别邪正的强弱、阴阳的离合、五行的生克、疾病的进退，体现了脉象和病证之间密切的关联性，凭脉可以知证，为选方用药提供了重要依据。

同时，在两部典籍中，也集中地体现了张仲景的脉学思想——他以阴阳学说为指导，将各种脉象划分为阴和阳两大类，如浮、大、数、动、滑脉为阳，沉、涩、弱、弦、微脉为阴。阳脉脉动有力，为太过之脉；阴脉脉动无力，为"不足之脉"。又以诊脉部位分阴阳，以寸部脉为阳，尺部脉为阴。这对于临证辨别疾病的性质和部位具有重要的意义。而在诊脉方法上，张仲景则以寸口脉为主，且又有所发挥，还经常根据不同的病证诊察"趺阳"（又称冲阳脉，位于足背动脉搏动处）、"太溪"（位于足内侧，内踝后方与跟腱之间的凹陷处）两脉，合称为"仲景三部脉法"。通过观察"寸口""趺阳""太溪"三部脉象，能够推测肾气的盛衰以及胃气的存亡等情况，为研判病情的顺逆吉凶提供可靠的依据。

此外，在脉象的论述上，《伤寒论》《金匮要略》两书述及的脉象多达七八十种，分单脉和相兼脉（复合脉），后世的常见脉名几乎都能够在两书中找到。

《伤寒论》《金匮要略》虽不是脉学专著，但是在推动脉诊方法的改进和脉症合参方面所做的贡献是巨大的。

我国首部脉学专著——《脉经》

《脉经》，成书于西晋，是我国传世的首部脉学专著，其作者王叔和，名熙，西晋人。

《脉经》全书共分10卷、97篇，集汉以前脉学之大成，辑录了《黄帝内经》《难经》《伤寒论》《金匮要略》以及扁鹊、华佗等有关脉学的论说，首次对中医脉象理论和临床应用做了较为全面且系统的论述，使中医脉象学自此开始独立于世界医学之林。

具体而言，《脉经》较之前世医典有以下两大方面的进步。

第一，在肯定《难经》"独取寸口诊法"并将其规范化的基础上，把之前复杂的脉名化繁为简，系统确立了24种脉象（浮、芤、洪、滑、数、促、弦、紧、沉、伏、革、实、微、涩、细、软、弱、虚、散、缓、迟、结、代、动），且具体地说明了它们的形象，使这些脉象有了明确的指感标准，并把相似的脉象进行比较，加以区别，这样便于临床医生掌握应用。24种脉象基本上反映了正常生理和病理条件下心搏的脉率、节律、血液的盈亏和血行的流滞等各种情况，对阐发病机、辨别证候、指导治疗、判断预后提供了重要的理论依据。《脉经》开创了脉象鉴别分类的先河，后世医家对脉象的进一步概括，大多是在其基础上发展起来的，如李时珍的《濒湖脉学》等。

第二，把脉象、证候和治疗三者有机结合，按人体脏腑的生理、病理和诊断部位加以论述。如《脉经》中记载："寸口脉浮，中风、发热、头痛，宜服桂枝汤、葛根汤，针风池、风府，向火灸身，摩治风膏，覆令汗出。""关脉浮，腹满不欲食，浮为虚满，宜服平胃丸、茯苓汤、生姜前胡汤，针胃脘，先泻后补之。""尺脉浮，下热风，小便难，宜服瞿麦汤、滑石散，针横骨、关元，泻之。"这样把寸、关、尺三个部位的浮脉分别与"中风、发热、头痛""腹满不欲食""下热风，小便难"等证候以及丸、散、膏、汤、针灸等具体治疗方法密切结合，使人一目了然。因此，它被后世医家广泛应用于临床。

脉学集大成者——《濒湖脉学》

《濒湖脉学》是由明代中医药学家李时珍（1518—1593年）撷取《黄帝内经》《脉经》等前世医典之精华，结合自己的临床实践心得撰著而成。李时珍晚年自号"濒湖老人"，此书成于其晚年，因此得名。

与王叔和的《脉经》相比，李时珍的《濒湖脉学》在其24种脉象基础上，又增述了3种脉象，使中医脉象增至27种，包括浮、沉、迟、数、滑、涩、虚、实、芤、洪、细、促、紧、微、伏、动、弱、弦、散、缓、长、短、结、革、牢、濡、代脉。他在书中用朗朗上口、易读易记的七言诗句写成"体状诗",对 27 种脉象均做了形象的描述,譬如说浮脉,书中写道:"浮脉惟从肉上行,如循榆荚似毛轻。三秋得令知无恙,久病逢之却可惊。"简短四句话,就将浮脉的脉位、脉象及临床意义表达得清晰透彻。同时,李时珍还用"相类诗"和"主病诗"将同类型的脉象进行了归纳,并对每一类脉象在病证诊断方面的意图进行了阐释。

以浮脉为例,其相类诗中写道:"浮如木在水中浮,浮大中空乃是芤。拍拍而浮是洪脉,来时虽盛去悠悠。浮脉轻平似捻葱,虚来迟大豁然空。浮而柔细方为濡,散似杨花无定踪。"其主病诗为:"浮脉为阳表病居,迟风数热紧寒拘。浮而有力多风热,无力而浮是血虚。寸浮头痛眩生风,或有风痰聚在胸。关上土衰兼木旺,尺中溲便不流通。"其病证诊断意图:"浮脉主表,有力表实,无力表虚,浮迟中风,浮数风热,浮紧风寒,浮缓风湿,浮虚伤暑,浮芤失血,浮洪虚热,浮散劳极。"

就内容而言,《濒湖脉学》共分《七言诀》和《四言举要》两大部分,其中《七言诀》为李时珍自己所著,论述了 27 种脉象的形状、主哪些病证以及相似脉的鉴别;而《四言举要》则是由其父李言闻根据宋代医学大家崔嘉彦所撰的《脉诀·四言举要》删补而成,综述了脉理、脉法、五脏平脉、杂病脉象及真脏绝脉等。《濒湖脉学》一书虽然篇幅不多,但由于其内容贴近临床实际,且通俗易懂,因此传世甚广,成为中医入门者学习脉法之阶梯。

(《濒湖脉学》原文可参见本书结尾的附录部分。)

 脉诊的现代研究

作为中医四诊中最具特色的一种诊法,脉诊从古代一路走来,可以说,每个时代都在不断总结、不断赋予其新的内容和价值,因此,直至今天,它依然保持着强大的生命力。然而,客观来讲,它又是中医四诊中最难精通和普及的一种诊断方法，这是因为，脉诊虽有其规定的标准，但由于各人的感觉、体会不同，对脉象的理解难免会带有个人的主观性和片面性。而若能采用现代科学的方法来加以研究，使其能够可测、可视、可及，无疑会对脉诊的继承和发展起到积极的推动作用。

20世纪50年代以来，我国的无数中医临床科研工作者先后通过现代科技方式来探测和剖析脉象，其中，就有人采用杠杆式脉搏描记器记录脉搏图，证实了脉诊运用客观记录来代替主观感觉的可行性。此后，随着工程技术在医学领域的广泛应用，我国又研制出了脉象换能器和描记仪，模拟中医手指切脉，2000年后又在多功能脉象仪的基础上研制出了智能脉象检测仪，推动了脉象信息采集、处理、图像表述和运用等方面的进展，使得中医脉诊愈来愈精确。

同时，针对现代疾病的脉象研究，我国医学科研工作者也做了大量的工作。其中早期以糖尿病的脉象研究为主，而近年来则以心脏病的脉象研究居多。通过大量的临床研究证实，心血管系统疾病与脉象的变化有着直接和必然的联系，在一组50例促、结、代脉患者中，代脉者85%患有器质性心脏病，结脉和促脉多见于各类型的期前收缩，有器质性病变亦有功能性病变，等等。并且，对于胃病患者和肝病患者的脉象研究，目前也取得了较大的突破。

此外，关于脉象与心理学的关系，也是目前国内研究的重点课题。在传统脉学的基础上，近些年我国中医工作者根据人的心理情感活动，还衍生出了心理脉象学，对神经紧张度增高的脉象、心情不快的脉象、恐惧脉、郁怒脉、喜悦脉都做了具体的分析和阐释。譬如说：心情不快的脉象多见于左寸，为气滞型的涩脉，与气机不畅有关，其振动的感觉可以扩散到寸口其他部位，但强度要降低很多，主要的扩散对象是左关（肝）和尺部，等等。

随着时代的发展、科技水平的不断进步，以及现代临床医学需求的不断增多，脉诊的研究也将更加科学化、系统化、规范化和实用化，而其未来的应用前景也将更加令人期待。

脉诊的原理

在第一讲中，我们大致梳理了脉诊的发展史，并对其有了大致的了解。然而，观其"表"，还要知其"理"，这样才能对脉诊有透彻的认知。那么，我们不禁要问，一向神秘的脉诊，它的基本原理究竟是什么呢？对于临床而言，其价值和意义又是怎样的呢？

脉象形成的原理

脉象，即脉动应指的形象，简单来说就是手指感觉脉搏跳动的形象（快慢、强弱及深浅）。从原理上来说，脉象的形成与心脏的搏动、脉管的通利、气血的盈亏以及各脏腑的协同都有着直接的关系。

心脏和脉管是脉象形成的动力之源

中医认为，"心主全身之血脉"，在宗气和心气的作用下，心脏张弛有节律地搏动，推动着血液在脉管中循行，使气血输布全身，同时也使脉管产生有节律的搏动，形成脉象；脉管，是气血运行的通道，《灵枢·决气》中说"壅遏营气，令无所避，是谓脉"，说明脉管兼具约束、控制以及推进血液沿着脉管循行的作用，并且，脉管自身弹性所产生的舒缩功能，也是形成脉象的重要条件，因此，脉管的功能是否正常，可直接影响到脉象。

气血循行是脉象形成的物质基础

气和血是构成脏腑组织及维持人体生命活动的基础物质。"气为血之帅，血为气之母"，一般认为，气具有推动、温煦的作用，可统血，属阳；血为液态物质，具有濡养、滋润的作用，可载气，属阴。脉管依赖气血以充盈，因此，气血的盈亏直接关系到脉象的大小、强弱。反之，脉象在很大程度上亦可反映气血的状况，譬如：人体在气血充足的时候，脉象是和缓有力的；气血不足的时候，脉象就会显得细弱或虚软无力；而当气滞血瘀的时候，脉象则会迟涩不畅，等等。

各脏腑协作是脉象正常的保障

气血能在脉管中循行不息，输布全身，除了心脏的主宰和推动作用外，还必须要有其他脏腑的协作与配合。譬如：肺脏主气、司呼吸，有"肺朝百脉"之称，它主要参与体内宗气的生成、调节周身气血的运行，具有助心行血的作用；胃腑主受纳，为水谷之海、气血生化之源，人体所需要的水谷精微皆源于胃的受纳腐熟作用，决定着脉象"胃气"的多少；脾脏主统血，能够保障血液在脉管中正常循行而不溢出脉外；肝脏藏血，主疏泄，既可调节循环血量，又能促使气血运行畅通；肾脏藏精，是人体元气（元阴、元阳）之根，也是脉象之根，且肾精可以化血，又是血液的重要来源。由此可见，脉象的正常与否，有赖于各脏腑功能的协作与配合。

为什么通过脉诊能诊病

通过对脉象形成原理的分析，我们知道，中医所谓的"脉象"与西医的"脉搏"是完全不同的两个概念，它包含了人体气血盛衰以及五脏六腑的阴阳表里、虚实寒热等所有信息。那么，这些信息何以能够通过切脉的方式准确反映出来呢？其中的原理和机制是什么呢？

其实，无论是早期的"三部九候诊法""人迎寸口诊法""尺寸诊法"，还是如今普遍使用的"独取寸口法"，其基本原理简单来说就是循经诊脉，《难经》中说"十二经皆有动脉"，通过探查人体十二经络附近的小动脉就能够了解经络的虚实变化。而从现代科学来讲，依据的就是"全息原理"，即身体上任何部位的脉搏，都可以体现全身的信息，无非是手腕处探测起来更为方便而已。

这里，我们主要以"独取寸口法"来说。寸口脉之所以能够诊查全身疾病，从中医理论上来讲，其机理不外乎两方面。

其一，从寸口的脉位来看，寸口是手太阴肺经的动脉，《素问·经脉别论》中说："脉气流经，经气归于肺，肺朝百脉……气口成寸，以决死生。"《难经》中也说："寸口者，脉之大会，手太阴之脉动也……寸口者，五脏六腑之所终始，故法取于寸口也。"手太阴肺经是人体十二经脉流注的起始，且"肺朝百脉"，主全身之气，由此可见，手太阴肺经与其他经脉、五脏六腑以及全身气血有着密切的关系。而寸口部位又恰好是肺经经穴"经渠"和输穴"太渊"的所在处，脉会"太渊"（《难经·四十五难》），是气血流注最为明显的浅表部位。所以，寸口脉能反映全身气血的盛衰及运行状况便不足为奇了。

其二，从寸口和胃气的关系来看，寸口是手太阴肺经的动脉，而手太阴肺经起于中焦，中焦脾胃又是后天之本、脏腑气血化生之源。五脏六腑、四肢百骸都要依赖脾胃输送的水谷精微，胃气的强弱对脏腑精气的盛衰有着直接的影响，正所谓"有胃则生，无胃则死"。而寸口与胃气关系极为紧密，胃气的盛衰变化能够直接反映到寸口上来。因此，《素问·五脏别论》中说："五脏六腑之气味，皆出于胃，变见于气口。"《素问·玉机真脏论》也说："五脏者，皆禀气于胃，胃者五脏之本也。脏气者，不能自致于手太阴，必因于胃气，乃至于手太阴也。"

以上是"独取寸口"脉诊的中医原理，下面我们再看看其"全息原理"。

全息理论，其核心思想是：每一个个体中都涵盖周边相关环境信息，而周边环境反过来又是个体的衍射。现代研究发现，寸口就是一个多维信息的交汇处，可以反映全身相关信息。譬如，心脏推动着血液循环，这种作用力是一种有节律的波动，即脉搏，也称"脉冲"或者"脉动"，心脏是波源，因此从脉搏中就能够探知心脏的搏动信息。同时，和心脏一样，其他脏腑也会有相应不同程度的波动，既然血液循行于五脏六腑，那么五脏六腑的波动频率也必然会加载进去（这一过程在无线电学中称为"载波"），然后达至肢体末端，比如手腕处的寸口脉。这就是中医诊脉而知全身的科学原理。

中医是如何用脉诊诊病的

张仲景《伤寒论》中有一句话说得好："观其脉证，知犯何逆，随证治之"，一句话点明要义。可以说，在临床中，医者不识脉就无以辨证，不辨证就无以论治，只有通晓脉理，才能成为一位优秀的医生。

在临床上，中医通过脉诊传递的各种生理、病理信息，窥察人体各脏腑的功能变化，为临床诊断病证提供重要的依据。具体来说包括以下几点。

预测疾病

在中医临床中，脉诊不仅可以诊断人体现有的、显性的疾病，而且还对人体潜在的、隐性的病理信息有着一定的预测作用。譬如说浮脉，它既能反映邪气袭表或者阳气不足的显性病理信息，而且在不该出现的时候出现浮脉时，可能预示身体将发生某种不确定的病理状况，这就是脉诊超前预测疾病的特性。

辨别真假

事实上，在中医诊断中，有些疾病会存在真假不同的证候，这时就需要通过脉诊来加以辨别。不同脉象特征往往反映不同的病证，我国历代医家总结出了许多脉象的形态特征及主病范围，使一些脉象的临床意义相对较为明确。譬如《素问·脉要精微论》中记载："长则气治，短则气病，数则烦心，大则病进，上盛则气高，下盛则气胀，代则气衰，细则气少，涩则心痛……"这些脉象各有特定的诊断意义，以此为基础，后人又不断总结，归纳出浮、沉、迟、数、大、小、滑、涩"八纲脉"，即"浮则为表，沉则为里，迟则为寒，数则为热，滑大为实，涩小为虚"，等等，这些脉象能帮助医生正确诊断疾病。

😊 阐述发病病机

通常来说，人体出现病脉，就意味着身体出现了某些显性或隐性的疾病，而疾病往往都有其发病的病机。譬如风寒邪气侵袭人体经络，会导致人体出现骨节烦疼等症状，这种情况下多出现浮紧之脉，是因风邪袭表、寒邪入络而引起的血脉收引、经气失宣而致，如果在骨节烦痛的基础上，出现浮缓脉，则多由风湿所致。由此不难看出，在人体出现相同或相似症状的时候，脉象往往对病机的鉴别起着决定性的作用。

😊 指导疾病治疗

早在东汉时代张仲景就提出了"脉症合参"的概念。脉症合参，辨明病机，对于确定治疗方法、选方用药有着重要的作用。譬如咳嗽一症，有多种临床疗法，《金匮要略·肺痿肺痈咳嗽上气病脉证治第七》中记载："咳而脉浮者，厚朴麻黄汤主之……脉沉者泽漆汤主之。"《金匮要略·痰饮咳嗽病脉证并治第十二》中记载："咳家其脉弦，为有水，十枣汤主之。"上述三种不同咳嗽治疗方法的制定，主要依据的就是脉象，其中，脉浮者为饮邪上逆，病位偏于表，病势向上，因此用厚朴半夏汤宣肺散饮、降逆平喘；脉沉者则病位偏于里，沉脉又主水邪，因此要用泽漆汤逐水通阳、止咳平喘；而久咳，弦脉主留饮，所以要用十枣汤攻逐水饮，从而使邪去而咳嗽自然平复。

😊 推断疾病预后

无论是《伤寒论》还是《濒湖脉学》，都不止一次地提到脉象对于疾病预后的前瞻性作用，比如说一个人患病时间长了脉象开始和缓，或者脉象的力量慢慢增强且柔和，这是胃气渐复、病退向愈的表现；又比如说一个人久病气虚，脉象虚大表示病邪仍在，如果出现脉象疾数或兼有革、牢脉象，那么是提示病情加重了。由此可见，通过脉诊来推断疾病的预后，确实有其深刻的意义。

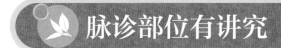

就脉诊的部位而言，不同的脉诊方法选择的部位是不一样的。无论是"三部九候诊法""人迎寸口诊法"，还是"仲景三部诊法""独取寸口诊法"，都是根据具体的情况选择相应的切脉部位。这里，我们重点以目前普遍采用的"独取寸口诊法"为主，并简单结合其他几种诊法，来了解一下脉诊的部位。

三部九候诊法

三部九候诊法即遍诊法，是诊上（头）、中（手）、下（足）三部有关的动脉，且上、中、下三部又各包括天、地、人三候，三三为九，因此称之为"三部九候诊法"。

有关三部九候诊法，《素问·三部九候论》中说："人有三部，部有三候，以决死生，以处百病，以调虚实，而除邪疾。"其诊脉思想是：上、中、下遍诊，哪处脉象有变化，就提示相应部位、经络、脏腑可能发生病变，而非以一处或几处脉象感知周身的情况。

不过，作为一种古老的脉诊方法，三部九候诊法由于应用起来过于烦琐且所选部位存在诸多不便（如鼠蹊部，即腹股沟位置），在中医临床发展的早期便已被废弃。

人迎寸口诊法

人迎寸口诊法，是将人迎（颈总动脉）和寸口两处脉象对比参照进行分析的一种方法。《灵枢·终始》中说："持其脉口（寸口）人迎，以知阴阳有余不足。"其中，人迎主要反映体表的情况，而寸口则主要反映五脏六腑的情况，两处脉象是交相呼应的，来去大小也相一致，而这说明人体阴阳平衡，健康无病。《黄帝内经》

认为，通常情况下，在春季，人迎脉会稍大于寸口脉；而在秋冬季，寸口脉会大于人迎脉。若人迎脉大于寸口脉 1～3 倍时，疾病由表入里，且说明以体表邪盛为主，阳经脉气偏盛，若大于 4 倍且大而数者则多为危重证候；反过来，若寸口脉大于人迎脉时，则为阴经脉气偏盛，为寒邪在里或内脏阳虚，若大于 4 倍且大而数者亦为危重征象。

对比而言，人迎寸口诊法比三部九候诊法更为简单，也体现了脉诊由繁入简的发展趋势。

🦋 独取寸口诊法

"寸口"，又称"气口"或"脉口"，位于两手桡骨茎突（桡骨靠近手腕处高凸的部位）内侧桡动脉的搏动处。由于此处解剖位置比较固定，脉动浅表，因此它是最为理想的诊脉部位。关于寸口脉象为什么能推测人体生理、病理状况，前文我们已有详细了解，这里不做赘述。

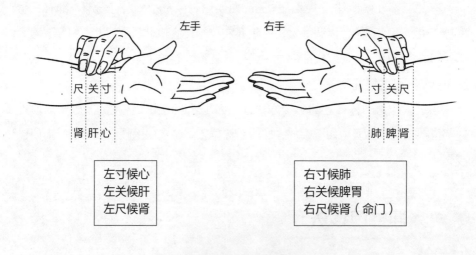

图 2-1　寸口脉示意图

寸口脉，包括寸、关、尺三部（见图 2-1）。通常以桡骨茎突作为标记，其内侧的部位为关，关前（腕侧）为寸，关后（肘侧）为尺，左右手各有寸、关、尺三部，共六部；且寸、关、尺三部又各有浮、中、沉三候，共九候。显然，与遍诊法的三部九候相比，寸口诊法的三部九候就是名同而实不同了。在临床中，寸口脉一般按寸、关、尺来分候脏腑，以反映各脏腑的功能变化。而关于寸、关、尺分候脏腑的问题，历代典籍中的记载则不尽相同。有关寸、关、尺分候脏腑的典籍记载，具有代表性的参见表2-1。

表2-1　有关寸、关、尺分候脏腑的典籍记载

典籍	寸		关		尺		注解
	左	右	左	右	左	右	
《难经》	心	肺	肝	脾	肾	肾	大肠、小肠配肺、心是表里相属，右肾属火，因此命门也候右尺
	小肠	大肠	胆	胃	膀胱	命门	
《脉经》	心	肺	肝	脾	肾	肾	—
	小肠	大肠	胆	肾	膀胱	三焦	
《景岳全书》	心	肺	肝	脾	肾	肾	大肠配左尺是金水相从；小肠配右尺是火居火位
	心包	膻中	胆	胃	膀胱大肠	三焦命门小肠	
《医宗金鉴》	心	肺	肝	脾	肾	肾	小肠配左尺，大肠配右尺，是以尺候腹中的部位相配，故又以三焦分配寸、关、尺三部
	膻中	胸中	膈胆	胃	膀胱小肠	大肠	

从上表可以看出，寸、关、尺分候脏腑中，五脏的定位基本一致，所不同的就在于六腑。其产生分歧的原因无外乎两个方面：一是根据脏腑经络相表里的关系，把肺和大肠一同定位于右寸，心和小肠一同定位于左寸；二是根据脏腑的解剖位置，

寸、关、尺分别主上、中、下三焦，"尺主腹中"，因此把大肠、小肠定位于尺部。总之，中医脏象学说是以五脏的生理与病理为中心，寸口的五脏定位较为明确，至于六腑方面的定位还有待进一步研究。

现在，临床中大多数中医所采用的寸口脏腑相应定位是：以左寸候心，右寸候肺，并认为胸部及头部的疾病都可以由两寸脉象上反映出来；以左关候肝，右关候脾和胃，并认为膈下至脐上部位的疾病，都可以在两关脉象上反映出来；两尺候肾，并认为脐以下至足的疾病，可以在尺脉上反映出来。

此外，也有不分寸、关、尺，但以浮、中、沉分候脏腑的方法：以左手浮取候心，中取候肝，沉取候肾；右手浮取候肺，中取候脾，沉取候肾（命门）。如诊察老人及久病、产后诸虚者，右手沉取和尺部脉都是探求肾气盛衰的一种方法，亦可作为参考。

❧ 仲景三部诊法

仲景三部诊法，前文已提到，它是根据"寸口""趺阳""太溪"三部脉象变化来诊断病情的一种方法。就三个部位而言，通常以寸口脉候脏腑病变、以趺阳脉候胃气、以太溪脉候肾气，从而达到三部合参的目的。

目前，该诊法多应用于寸口没有脉象或者脉象较弱的重症患者。一般来说，若左右手寸口脉象非常微弱，而趺阳脉还有一定力量时，这种情况提示患者还有胃气，尚有挽救的可能；但若是趺阳脉都难以触及时，多说明患者胃气已绝，挽救的可能性较小。

有效脉诊有方法

在第二讲中，我们详细了解了脉诊的基本原理与临床意义，知晓了寸口脉的诊脉部位。那么，在临床中，我们该如何进行一次完整有效的脉诊呢？其操作方法及注意事项又有哪些呢？

什么时候脉诊的效果最好

时间的选择对于脉诊有着重要的意义。《素问·脉要精微论》中指出："诊法常以平旦，阴气未动，阳气未散，饮食未进，经脉未盛，络脉调匀，气血未乱，故乃可诊有过之脉。"也就是说，诊脉的时间最好是在清晨。因为清晨患者不受饮食、活动等因素的影响，体内、体外环境都较为安静，气血经脉受的干扰也较少，极有利于诊察病脉。但也不是说其他时间就不能诊脉，正如明代医家汪机所说："若遇有病，则随时皆可以诊，不必以平旦为拘也。"

 脉诊时需要做好什么准备

首先，诊脉前应选择相对较为安静的诊室，在有条件的情况下，可以采取一对一的诊脉方式，这样有利于患者放松，进而能够获得更加精准的脉象信息。

其次，准备脉枕。一般要求脉枕要柔软，有一定的弹性，内容物可用羊绒、木棉或弹力棉，高度在2.5厘米左右，且压下去的高度不超过2厘米、不低于1.6厘米。脉枕外面可包裹一层布类织物或皮革，布类织物的话最好加布套，以方便平时清洗；皮革的话最好软薄且光洁，以便平时用酒精擦拭消毒。同时，医生应该修剪指甲，避免把脉时留下指甲印，甚至抓伤患者；天气寒冷时，还要注意保持双手的温度，以减少对患者的刺激。

脉诊之前，必须让患者在安静的状态下休息一会儿，以减少各类因素的干扰，从而使诊察到的脉象更符合原本的生理或病理状态。此外，医生还必须要掌握季节、气候、年龄、性别等对脉象造成的影响，如此才能正确审视脉象变化的临床意义。

选择正确的脉诊体位

脉诊体位是指诊脉时患者的体位和姿势，正确的体位可以减少干扰因素和操作误差。

坐位

脉诊时，一般患者采用坐位。如患者坐在医生对面，为正坐位；坐在医生旁边为侧坐位（图3-1）。诊脉时患者自然伸展前臂，尽量与心脏保持同一水平。手腕下垫以脉枕，使腕部充分显露且固定，手掌向上，手指微微弯曲，使肢体完全放松。如正坐位时，患者可以同时伸出两臂，医生用右手切患者左寸口脉，以左手切患者右寸口脉，仔细体察指下每一部位的脉象特点，同时比较左右两手的脉象情况；取侧坐位时，医生用接近患者一侧的手指切脉，但患者要注意调整体位，使手臂自然伸展，气血畅通，防止因肢体扭曲而影响脉象的真实性。

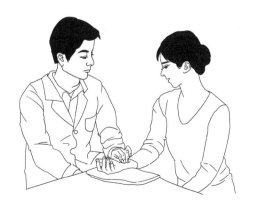

图3-1 侧坐位

卧位

当患者卧床休息，或病情较重、体质虚弱时，医生可以在患者床边切脉，患者应取仰卧位，上臂自然伸展，仰掌。患者侧卧时，下侧手臂受压；或上臂扭曲，或上臂过高、过低，与心脏不在一个平面时，都可以影响气血运行，使脉象失真。《王氏医存》中说："病者侧卧则在下之臂受压而脉不行；若覆其手，则腕扭而脉行不利；若低其手，则血下注而脉滞；若举其手，则气上窜而脉驰；若身覆，则气压而脉困；若身动，则气扰而脉忙。"此言中肯，足引以为戒，诊脉时必须注意患者的体位，只有采取正确的体位，才能获得比较准确的指感和脉象信息。

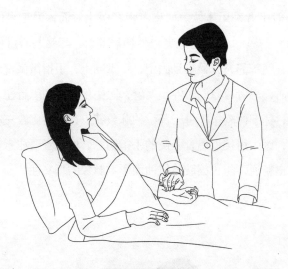

图 3-2 卧位

对医生诊脉时的要求

调神平息与五十动，都是对医生诊脉时的要求。

调神平息

调神

调神，即聚精凝神。《黄帝内经》中说："持脉有道，虚静为保。"神聚而不分心，心静而意不乱，要求医生在诊脉时要集中思想，排除杂念，用心体会，不断提高辨识脉象和诊断疾病的能力。

如何做到这一点？首先医生在诊病时应该"心正于内，神积于中"，即将心思放在患者身上，细心切脉，边闻其声边观其形（色）。然后通过望、闻、问、切四诊合参，对疾病进行全面了解才能作出判断。相反，"轻谈言笑，乱说是非，左右瞻望，举止忽略，是庸医也"。这样根本谈不上诊好脉，更不用说治好病了。

此外，医生临诊时，切不可存有一丝成见，因为这会极大地妨碍对患者脉象的体察。所以，只有切实做到虚心应诊，才能测得脉之精妙。

平息

传统脉法常以医生自己的呼吸节律为标准，以衡量患者脉动的至数。所以，医生的呼吸必须均匀、平静，这称为平息。

《素问·平人气象论》说："人一呼脉再动，一吸脉亦再动，呼吸定息脉五动，闰以太息，命曰平人。平人者，不病也。常以不病调病人，医不病，故为病人平息以调之为法。"中医认为，人的一呼一吸为一息，正常人每分钟呼吸 16～18 次，每次呼吸正常情况下脉搏跳动 4～5 次，也就是说正常人每分钟的脉搏跳动次数为 70～80 次，由此可见，医生以自己正常的呼吸频率对患者脉搏进行计数，是具有一定价值和意义的。

另外，平息也有利于医生集中精神仔细体察和辨别患者的脉象。这里需要指出的是，在脉诊过程中，一般不提倡掺入问诊，以避免患者情绪波动而引起脉象变化。

此外，患者同样也需要平息，尤其是一些情绪较为烦躁、言语较多的患者，必须要等到其平心静气后再进行诊脉。

五十动

五十动，即每次诊脉时，每侧脉搏跳动不应少于 50 次，这是自古以来诊脉的常规做法。其目的有二：一是为了了解五十动中有无促、结、代脉，以及三五不调等脉象；二是仔细辨清各种脉象。通常情况下，如果第一个五十动仍无法辨清脉象，可重复 1 ~ 2 次。总之，每次脉诊的时间以 2 ~ 3 分钟为宜。

脉诊的指法

指法的运用，是脉诊的一项重要内容。就寸口脉诊操作方法而言，它主要包括选指、布指、运指三个部分。在诊脉时可遵循"三指平齐、中指定关、以指目按脉脊"的要领来进行。

选指

一般来说，医生应当用两手的食指（示指）、中指以及无名指的指目候脉。指目（见图 3-3），即指尖与指腹交界的隆起处，形如人目，此处是手指触觉最为灵敏的部位，便于推移切循，以寻找指感最清晰的部位，并易调节指力，如脉象细弱时，手指着力点可偏重于指目前端；脉象粗大时，着力点偏重于指目后端。诊脉时，医生的三指指端要平齐，置放于患者寸口脉位置时要处于同一水平，且三指纵向顺着患者脉管排成一条直线；手指稍呈弓形，与患者体表呈 45° ~ 60° 为宜，如此可使指目紧贴在脉搏搏动处（脉脊）。

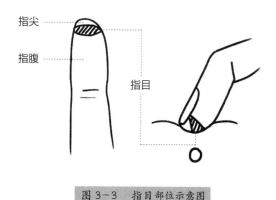

图 3-3　指目部位示意图

布指

布指，即医生切脉时手指布置的方法，在实际临床中可分两步操作。

第一步：先以中指定关，就是先要选准患者关脉的具体位置，即掌后高骨（桡骨茎突）内侧脉动处，然后布中指于上。

第二步：布食指和无名指。中指定关后，将食指指目放于关前（腕侧）定寸，将无名指指目放于关后（肘侧）定尺。

需要注意的是，在布食指与无名指的时候，三指的间隙大小要考虑到患者手臂的长短及医生手指的粗细，若患者手臂长或医生手指较细，布指间隙宜稍大；反之，布指间隙宜稍小。一般而言，定寸时可找太渊穴所处的位置（腕横纹上），定尺时可比照寸到关的同等距离来明确尺的位置，需注意的是，寸、关、尺三者并不是某一个点，而是一小截脉管的范围。而小儿寸口部很短，一般用"一指（拇指）定三关法"，而不分寸、关、尺三部。

🌿 运指

运指，是指法的具体运用。可以说，脉诊指法凝结了前人丰富的诊脉经验，而有关指法的论述也是相当丰富，常用指法有举法、按法、寻法、推法、循法、总按法、单法、俯仰法等（见图3-4）。

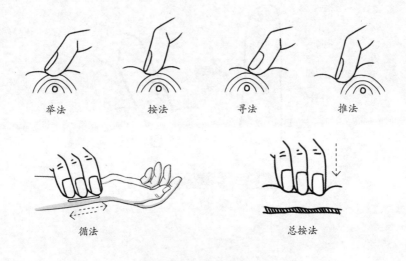

举法   按法   寻法   推法

循法   总按法

图3-4 常用脉诊指法示意图

（1）举法   亦称"轻取"或"浮取"，是指医生以较轻的指力候脉。所谓"较轻的指力"，就是说医生自然轻轻地将三指放置在病人寸口脉的寸、关、尺部位，用摸触的力度接触病人的皮肤，以体察脉象。

（2）按法   亦称"沉取"或"重取"，是指医生以较重的指力候脉。所谓"较重的指力"，就是说医生按到指下有明显的抵触感，甚至按到筋骨来体察脉象。而在一些情况下，医生手指用力适中，指力和位置均介于浮取与沉取之间，则称为"中取"。

（3）寻法   所谓"寻"，就是寻找。严格的"寻法"是指医生诊脉时指力从轻到中再到重，或从重到中再到轻，加上左右推寻，或在寸、关、尺三部鸡啄式换指（指指交替，节奏轻快），反复寻找脉搏跳动最明显的部位，而后在此处静候其脉，直至最后体察出究竟属于哪一种脉象的全过程。一般来说，"寻法"多在"中取"部位或稍作轻重调整的位置，偶尔采用较"重取"更大的指力"推筋着骨"寻"伏脉"，或移位寻反关脉等。

（4）**推法**　推为推动、推移的意思。指目对准脉脊后，顺应脉搏的动势，左右、内外微微推动，进一步体会脉体大小、动静，了解脉力变化和趋势，以了解脏腑气血状况。

（5）**循法**　即用三指沿寸口脉长轴循寻，以体会脉动应指范围的长短以及脉搏来势的虚实，进而比较寸、关、尺三部脉象的特点。这一方法通常是在操作"寻法"时采用。

（6）**总按法**　即以三指同时用力诊脉，以便从总体上辨别寸、关、尺三部和左右两手脉象的形态与脉位的浮沉等。总按时，一般指力要均匀，但在某些个别情况下，也有三指用力不一样的情况。

（7）**单法**　即以一个手指来诊察寸、关、尺三部中的其中一部脉象。这种方法主要用于分别感受寸、关、尺各部的脉象，一般情况下，单独以食指来候寸脉、以中指来候关脉、以无名指来候尺脉。而对于半岁以内的小儿，则常用单诊法加循法来候寸、关、尺三部脉。

（8）**俯仰法**　俯仰法包括俯法和仰法。俯法，即三指由寸至尺渐举（指力减轻）、由尺至寸渐按（指力加重）；仰法，即三指由寸至尺渐按、由尺至寸渐举。俯、仰两种方法可以使医者用不同的指力，在不同的部位取得三部最佳脉象，比较三部脉象的大小、虚实、强弱，获取更多的脉象信息。

上述指法是切脉时的基本方法，对于医生而言，在实际运用中应根据需要灵活、交替使用，这样才能从不同角度获取更多脉象信息，以提高临床诊断效果。迄今中医临床中，脉象诊断主要依靠医生的手指感觉，手指的感知度和分辨率反映了医生的临床经验和技术水平。掌握切脉是有一定难度的，正如王叔和所说："心中易了，指下难明。"因此，初学者在了解脉象特点的基础上，主要还是练习指法，提高指感灵敏度。早在明代医家韩懋的《韩氏医通》中就已提出模型教学法："初学切脉，覆药罗，画三部于绢上，教者衬以琴弦验弦，以小粟验滑，以刮竹验涩，以截葱管验芤，以败絮验濡，任意手法，令学者轻重按之，消息寻取，久久自真。"

现代，我们已用脉象图信息还原的方法，通过仿生模拟，研制出脉象模拟装置，可以使常见脉象在模型手的寸口部位，实现指感和脉象图的重演，为脉诊教学提供了较好的教具。但是，更加切实可行的方法是在人体上反复体会，先多体验健康人的脉象，然后再诊患者脉象，即所谓的"知常识变"。总之，实践是产生灵感的基础，只有痛下苦功，刻意精研，反复练习，诊脉技能自会逐步提高。

 提升脉诊技能的练习方法

脉诊的基本功练习，主要是练习医者手指的敏感度和心静程度，俗话说："指下无感，如切树皮；心中浮躁，难辨细微。"

历代关于脉诊基本功练习的方法有很多，较为常见的方法有"金、革、羽、水、气"练习法，即分五个阶段，用食指、中指、无名指分别在金属表面、柔软的皮革或海绵上、羽毛上、水面上、空气中细心体会指下的感觉，逐渐精进。另外，还有一些较为实用的方法，也比较值得借鉴，譬如"五谷、沙土、面粉、水酒油"练习法。

练摸五谷

准备大米、小米、高粱、玉米粒、黄豆或绿豆及织锦袋（大小约16厘米×20厘米，手感外部光滑、内略粗糙）。练习时可分三步：

1. 将五谷分别放进袋子，每次放一种（不知哪种谷类、手感如何），隔着袋子通过浮、中、沉的指法，练习指腹的敏锐度，要练到手指一搭即能分辨出是哪一种谷物和豆类。

2. 将大小、形状接近的两种谷物或豆类（按同比例或其他比例混合）放进袋子，要摸出哪种多哪种少，并分辨出什么形状对应哪种谷物和豆类。

3. 同样是先一种、后混合的方式，要能通过光滑、粗糙程度分辨出哪种多哪种少。

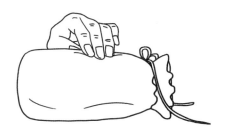

练摸沙土

准备沙子、土及织锦袋。先装入一种，分辨哪种是沙、哪种是土；而后再把沙子和土以等比例或其他比例混拌放入，练习摸哪些是沙、哪些是土，以及沙多还是土多。

练摸面粉

准备小麦粉、玉米粉（较小麦粉稍粗糙一些）及织锦袋。先装入一种，分辨是小麦粉还是玉米粉；而后再把小麦粉和玉米粉以等比例或其他比例混拌放入，练习摸二者的比例是多少。

练摸水、酒、油

准备熟羊肠及水、油、酒。把三者两两混合分别灌入羊肠，先分辨是哪两种；而后在灌入水、油、酒混合物的同时再装入五谷中的一种或几种，分辨装入了哪种谷类。在摸的时候，可通过手指压力产生的内部波动来进行分辨。

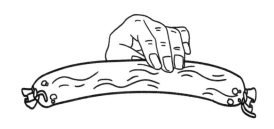

辨识寒热冷暖

上述四步练习熟练后，再用同样方式摸不同谷类在不同环境（黑夜或白天）下的温度。通过反复刻苦练习后，再开始摸脉。

最后，需说明的是，上述几种练习方法只供参考，初学者也可以用其他适合自己的方法来练习，但最终一定要通过临床摸脉，从患者身上找到各种脉象的感受。

第四讲

辨平脉与病脉

　　前面我们熟悉了脉诊的基本步骤和方法，那么，这是否就意味着我们可以开展脉诊了呢？答案当然是否定的。接下来，我们还有一项极为重要的内容要学习，那就是全面认识脉象（平脉与病脉），这对学习和掌握脉诊起着关键性的作用。

平脉（健康脉）三要素

中医认为，健康人的脉就是平脉，也称"常脉""缓脉"，不以"象"来表述；人如果患病，其脉就会失去平和，这种情况下，才用"象"来表述，这就属于病脉。一般情况下，临床辨证中所谓的脉象，都是就病脉而言的。

在中医诊断学中，很重要的一个诊断原则就是"以常衡变"，临床中都是通过正常脉象来判断病理脉象的。《素问·三部九候篇》中说："察其脏腑，以知死生之期，必先知经脉，然后知病脉。"

平脉，反映了人体气血充沛、机能健旺、阴阳平衡、精神安适的生理状态。关于平脉的表述，《素问·平人气象论篇》中说："人一呼脉再动，一吸脉亦再动，呼吸定息脉五动，闰以太息，命曰平人。平人者，不病也。"具体来说，平脉的形态就是寸、关、尺三部有脉，一息四五至（相当于 70 ~ 80 次／分），不浮不沉，不大不小，从容和缓，柔和有力，节律一致，尺脉沉取有一定力量，并随生理活动和气候环境的不同而有相应的正常变化。

关于平脉的特征，古代医家将其概括为三点，即有胃、有神、有根。

有胃

有胃，也称有胃气。脉有无胃气，主要反映了脾胃运化功能的盛衰和营养状况的优劣，《素问·玉机真脏论篇》中说："脉弱以滑，是有胃气。"这个"弱"的意思是相对"强"而言的，指脉象柔和，而不是虚弱之脉。《灵枢·终始》中又说："邪气来也紧而疾，谷气来也徐而和。"指出脉有胃气的特点是徐和从容。元代医家戴同父也曾对胃气做过具体的描述，他指出："凡脉不大不细，不长不短，不浮不沉，不滑不涩，应指中和，意思欣欣，难以名状者为胃气。"他为有胃的脉象补充了"中庸"（不偏不颇、无过不及、从容中和）的特点。

综上所述，脉有胃气的表现有：①脉位居中，不浮不沉；②脉率调匀，不快不慢；③脉力充盈，不强不弱；④脉道适中，不大不小；⑤脉势和缓，从容、流利。而其中最主要的是和缓、从容、流利,尽管人体存在个体差异或生理性变异,但兼有和缓、从容、流利的指感,就是脉有胃气,胃气充足的脉象即称为平脉,所谓"有胃为平"。平脉是正常生理状态的反映;缺少胃气的脉为病脉,曰"胃少为病";失去胃气的脉即为死脉,曰"无胃为死",是病情较重的反映,亦称真脏脉。因此,观察脉象有无胃气,对判断机体健康状况和疾病轻重有一定意义。

有神

所谓脉"神"之说,首倡者是金元时期著名医学家李东垣,《景岳全书·脉神章》记载,"东垣曰:不病之脉,不求其神,而神无不在也;有病之脉,则当求其神之有无……脉中有力,即有神矣……若数极迟败中不复有力,为无神也。"着重提出脉搏有力是有神的标志。陈士铎·《辨脉论》中也提到:"按指之下若有条理,先后秩然不乱者,此有神之至。"

综前人之说,脉有神的特征主要是两个方面:①应指柔和有力;②节律整齐。故弦实之中仍有柔和,微弱之中不失有力,则脉有神气。观察脉神推测病情时还必须与全身情况结合,患者形神充沛,虽见脉神不振,尚有挽回之望;若形神已失,虽脉无凶候,亦不能掉以轻心。

有根

有根,是指肾气在脉象上的表现。肾乃先天之本,为生命活力的源泉。脉贵有根的思想,早在《难经》中就有提出:"上部无脉,下部有脉,虽困无能为害。所以然者,人之有尺,譬如树之有根,枝叶虽枯槁,根本将自生。"所以,脉有根与否,是肾中元气盛衰的重要标志。肾气不绝,生机尚存,能使邪祛病安;若久病及肾,本元亏乏,虽有灵丹妙药,亦难治。

脉之有根,主要反映在尺脉有力,或沉取不绝。《医宗必读》曰:"盖尺为肾部,而沉候之六脉皆肾也。然则两尺之无根,与沉取之无根,总之肾水绝也。"所以,有"尺以候肾""沉取候肾"的说法。若脉象浮大散乱、重按则无,为脉象无根的征兆,提示心气衰竭或肾气虚败。若病情危重,寸、关脉不见,唯独尺脉不绝,沉取应指,则尚有挽回的希望。若寸、关脉显,尺脉弱不应指,为肾气衰弱、下焦空虚;不过下焦气血瘀阻也可出现尺脉不显,不能判断为重病或危象。因此,临床上亦不能单凭脉象诊病。

总之，有胃、有神、有根是正常脉象所必备的要素。人体是一个统一的整体，脉之有胃、有神、有根是不可分割、相互包含的。

正常脉象的影响因素

一般来说，脉象受体内外多种因素的影响。对丁外界规律性或一过性刺激所引起的脉象变化，机体可通过自身调节自行恢复，而不出现明显的临床症状，这种自我协调的功能称为生理性调节。虽然这种生理调节过程有时不被人们所觉察，但可以反映在脉象上，通过脉诊可以了解人体的自身调节功能和健康状况。所以说脉象的变化是灵敏的、微妙的。

《素问·离合真邪论篇》说，人体的经脉好比地面上的小河，天地温和，则水流平静；天寒地冻，则经水凝涩；天暑地热，则经水沸溢；突然起风暴，则经水就起波浪……脉象亦随之出现时大时小、乍数乍疏等变化。说明机体内环境常常随外界环境的改变而及时进行自我调节，这种调节过程并不一定是病变。只有当外界刺激超越人体的应变能力，或机体生理功能衰退，失去自我调节能力而出现内、外环境不平衡、不协调时，才出现明显的病证和病脉。所以，我们必须要事先了解和掌握正常人脉象变化的范围和变化规律，才能"知常识变"，更加全面地、正确地判断脉象变化的临床意义。

🍃 时间、气候

自然界一年四季的节律性变化，对人体的影响极大，《素问·宝命全形论篇》中说："人以天地之气生，四时之法成。"脉象同样如此，随着四时季节的变化而变化。

四季脉象有不同

脉象的四季变化早在《黄帝内经》中已有论述，《素问·脉要精微论篇》说："春应中规（圆滑状），夏应中矩（洪大滑数状），秋应中衡（轻浮而散状），冬应中权（下沉状）。"又说："春日浮，如鱼之游在波；夏日在肤，泛泛乎万物有余；秋日下肤，蛰虫将去；冬日在骨，蛰虫周密，君子居室。"《素问·玉机真脏论篇》中说："春脉者肝也……故其气来软弱轻虚而滑，端直以长，故曰弦；夏脉如钩……其气来盛去衰，故曰钩；秋脉如浮……其气来轻虚以浮，来急去散，故曰浮；冬脉如营……故其气来沉以搏，故曰营。"

此后，《四言举要》根据上述生理特点，将其概括归纳为"春弦、夏洪、秋毛、冬石"。但四季脉象均有和缓之气，和缓是有胃气。虽然各家对四季脉象的描述有所不同，但基本精神是一致的，即脉象反映的人体气血、阴阳随四季阴阳更迭而变化（表4-1）。

表4-1　脉象的四季变化

季节	季节特点	气血特点	平脉脉象
春季	气候温暖，大地回春，植物萌芽，蛰虫复苏，生机勃勃	阳气向外舒展，腠理开始疏松，气血渐渐趋向于表	弦：脉来如鱼之游在波，轻虚以滑，端直以长，且从容缓和（早春时节，地气虽已回暖，但由于气温尚低，肌腠血脉尚未完全松弛，稍存几分紧意，因此春脉多以微弦为平脉）
夏季	气候炎热，万物茂盛，阳气极盛	腠理完全疏松，毛窍开泄，血流畅达，气血充盈于表，机体代谢旺盛	洪：脉来浮大，来盛去衰，且从容缓和
秋季	阳气渐消，阴气渐长，气候由热转凉，草木逐渐凋谢	腠理渐趋致密，气血渐趋于里	毛：脉来在肤下，轻虚而浮之象，来急去浮，且从容缓和
冬季	气候严寒，冰封地冻，万物封藏	腠理致密，阳气内潜	石：脉在骨，沉而坚搏，且从容缓和

需要说明的是，脉象虽有春弦、夏洪、秋毛、冬石的不同，但其共同特点是必须具有从容和缓之象才是平脉。失去从容和缓之象，即使是春弦、夏洪、秋毛、冬石也不一定是平脉。

掌握四季脉象的正常变化规律，对观察和推测病情变化是有一定意义的。《素问·平人气象论篇》还根据五行学说的五脏属性及其生克规律，来阐述四时脉象与五脏的关系，并以此来判断病情。如春季以微弦、从容和缓为平脉，肝应春时，所以脉微弦亦是肝的本脉；夏季脉微钩（洪）且有胃气为平脉，心应夏时，所以脉微钩（洪）亦为心之本脉；长夏季节脉微软而缓且有胃气为平脉，脾应长夏时令，所以脉微软亦为脾的本脉；秋季脉微毛（浮）且有胃气为平脉，肺应秋时，所以脉微毛亦为肺之本脉；冬季脉微石（沉）且有胃气为平脉，肾应冬时，所以脉微石亦为肾的本脉。这是以五行的属性来分析五脏的平脉，即五脏的正常脉象。

另一方面，《黄帝内经》又从五行的相克规律来分析四季脉象出现反常时可能发生的疾病。如春季（木）出现了秋季（金）的浮脉，即金乘木；在夏季（火）出现冬季（水）的沉脉，即水克火，均为病态。当然，完全凭着五行学说的推理诊断是机械的、缺乏足够科学依据的，但当脉象的改变不顺应四季的变化时，人体会发生生理功能和适应性调节机制失常，以致发生疾病。

昼夜脉象有变化

一日之中平旦（清晨）、日中（中午）、日西（傍晚）、夜半（午夜）的阴阳消长和一年中春、夏、秋、冬的四季变化规律是一致的。《灵枢·顺气一日分为四时篇》中说："以一日分为四时，朝则为春，日中为夏，日入为秋，夜半为冬。"一日之中的脉象亦出现近似四季脉象的变化。概括地说，白天的脉象偏于大而滑利且较活跃，晚上脉则紧细；脉象的显现部位，在日西后逐渐下沉，在平旦逐渐上浮。这种变化是正常人脉象的昼夜变化规律，如失去这种规律或出现反常现象，即是病理性变化的征象。

《灵枢·五十营篇》论述了十二经脉在体内循行的时间，再根据十二经脉在人体的循行次序，十二经分值十二时辰，就得到脉象的昼夜节律（图4-1）。《素问·至真要大论篇》中说："厥阴之至，其脉弦；少阴之至，其脉钩；太阴之至，其脉沉；少阳之至，大而浮；阳明之至，短而涩；太阳之至，大而长。"可见，脉象随时辰而变化。所以诊脉（尤其复诊）时也应选择适当的时间，尽量减少时间变化对脉象的影响。

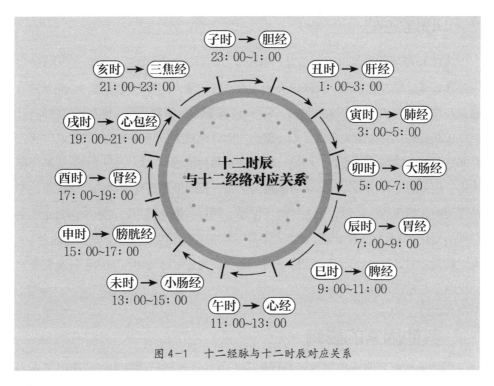

图 4-1 十二经脉与十二时辰对应关系

机体状态

机体状态包括人的性别、年龄、体质、体形、精神和活动状态等，脉象亦随之而有所差异。

就体形而言，一般来说，体形肥瘦和脉位有关系，肥盛之人，肌肉丰厚，脉不易显露，故脉多沉而有力；消瘦之人，肌肉浅薄，脉易显露，故脉多浮大。妇女气血多虚，脉多濡细，此为正常现象。

从年龄来看，青壮年的脉象多实大，老年人的脉象多弦细，婴儿脉象多数。就正常人不同年龄组脉象的观察资料来看，青年组多见平、滑脉，中年组脉象带弦，老年组大多为弦脉。弦脉的出现率随年龄增长而递增。

生活起居

生活起居对脉象也有很大的影响。譬如人活动时脉率增快，搏动有力；饮酒后脉常滑数；饭后脉常洪缓；久饥、失血则脉多空虚；室女（未婚女子）脉多濡弱；急躁之人脉多数（《医宗必读·脉法心参》）。

心理活动

人的心理活动也可以反映在寸口脉象上，《黄帝内经》中说，人有五脏化五气，以生喜、怒、思、忧、悲。反映这类情志活动的脉象，称为心理脉象。心理异常的脉象在切脉指感上可以出现悸动感、紧张感、震颤感、滞涩感等；也有与病脉同名，但在诊断心理疾病时含义不同，如《素问·大奇论篇》中肾风善惊的"大紧"脉，并非病脉的大脉与紧脉相兼，而是一种悸动紧急的指感；又如发怒时的促脉是"促上击"的意思，其指感为向鱼际方向搏击上窜，反映的是怒气上冲的心理状态，不是数而时止的促脉。所以，当人体处于惊恐、悲哀、愤怒状态时，脉象亦随之发生特殊的变化。《脉经》中记载，人恐怖的时候"脉形如循丝累累然，其面白脱色"；人羞愧时，"其脉自浮而弱，面形乍白乍赤"，均提示脉象不仅表达了病理现象，亦反映了心理活动状态。

其他因素的影响

地理条件对正常人的脉象也有所影响。清代医家张石顽认为："江南之人，元气最薄，脉多不实；西北之人，惯拒风寒，内外坚固，所以脉多沉实；滇粤之人，恒受瘴气，惯食槟榔，表里疏豁，所以脉多微数，按之少实。"总的来说，南方人脉象多软弱，北方人脉象多强实。

总之，上述种种因素均能影响脉象，但只要有胃、有神、有根，均属平脉范围，临床中应与病脉相鉴别。值得一提的是，临床中还有一种寸口不见脉搏，而由尺部斜向手背的脉象，称为"斜飞脉"。若脉象出现于寸口的背侧，称为"反关脉"。这两类都是桡动脉解剖位置变异所致，不属于病脉。

 什么是病脉

病脉，即病理脉象，是由疾病而引起的脉象异常改变。譬如临床中常见的浮脉、沉脉、迟脉、数脉、虚脉、实脉、洪脉、细脉、长脉、短脉、滑脉、涩脉、弦脉、紧脉、濡脉，等等，都属于病脉范畴。关于病脉的要素、分类、特征及鉴别等内容，我们将在第六讲中做详细论述。

第五讲

辨脉纲领

　　了解了平脉和脉象的生理调节机制，那么，关于脉象，有哪些构成要素？其临床中又是如何分类的？相似脉是如何进行对比鉴别的呢？

脉象的构成要素

脉象要素就是指脉象的组成部分。在文献中，脉象常以位、数、形、势四个方面进行归纳和分析。位，指的是脉动部位的深和浅；数，指的是脉动的频次和节律；形和势，指的是脉动的形态和趋势状态。近代以来，通过不断实践研究和临床总结，逐渐将脉象的构成要素大致归纳为八个方面，即脉动的部位（脉位）、至数、长度、宽度、力度、流利度、紧张度、均匀度。

脉位：脉动显现部位的深和浅。如浮脉脉位表浅、沉脉脉位深沉等。

至数：脉搏的频率。中医以呼吸周期为脉搏的计量单位，即一呼一吸为"一息"。"一息"正常情况下脉搏跳动 4 ～ 5 次，也就是四到五至。多于四到五至者，为数脉，而少于四到五至者，则为迟脉。

脉长：手指感觉脉动轴向范围的长短。一般来说，脉动应指轴向范围超过寸、关、尺三部的，称为长脉；应指不到三部，只见于关部或寸部的，称为短脉。

脉宽：脉动应指径向范围的大小，简单来说就是手指感觉到的脉道粗细（不是血管的粗细）。脉道宽大的为大脉，狭小的为细脉。

脉力：脉搏跳动的强弱。脉力包括有力、无力两种，主要是以沉候为准。不管浮取脉力如何，只要沉取无力者，即为虚；沉取有力者，即为实。

流利度：脉搏来势的流利通畅程度。如滑脉脉搏来势流利圆滑，涩脉来势艰难不流利等。

紧张度：脉管的紧绷与弛缓程度。如弦脉脉管较为紧绷，而缓脉脉管较为弛缓。

均匀度：主要包括两个方面，一是脉搏跳动的节律是不是均匀；二是脉搏的大小、力度是不是一致，一致的就是均匀度好，不一致的就是参差不齐。

掌握上述几项因素，我们就能化繁从简，逐步学会辨识各种脉象的形态特征。

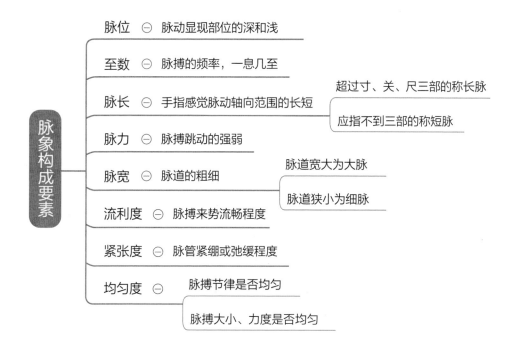

脉象构成要素

脉位 ⊖ 脉动显现部位的深和浅

至数 ⊖ 脉搏的频率，一息几至

脉长 ⊖ 手指感觉脉动轴向范围的长短
- 超过寸、关、尺三部的称长脉
- 应指不到三部的称短脉

脉力 ⊖ 脉搏跳动的强弱

脉宽 ⊖ 脉道的粗细
- 脉道宽大为大脉
- 脉道狭小为细脉

流利度 ⊖ 脉搏来势流畅程度

紧张度 ⊖ 脉管紧绷或弛缓程度

均匀度 ⊖ 脉搏节律是否均匀
- 脉搏大小、力度是否均匀

脉象是如何分类的

在脉学发展过程中，由于医生对脉象的体会和感觉不同，以致在各个历史时期的脉学文献中，脉象的命名和种类也各不相同。如西晋王叔和在《脉经》中将脉象总结为 24 种，明代李时珍在《濒湖脉学》中将脉象归结为 27 种，而同为明代医家李中梓在《诊家正眼》中则将脉象分为 28 种。

浮脉类

浮脉：切脉时脉搏显现部位浅表，轻按脉形清晰有力，稍用力按，脉象相对减弱。《脉经》中描述其"举之有余，按之不足"，犹如"水上漂木"。《黄帝内经》

中称其为"毛脉"。

洪脉：切脉时指感脉体宽大，搏指有力，像洪水一样来势强，而去势衰减。洪脉又称大脉，《黄帝内经》中也称钩脉。《脉诀汇辨》中说："洪脉极大，状如洪水，来盛去衰，滔滔满指。"

濡脉：切脉时感觉脉体浮而细软无力，轻按可得，重按反而不明显，因此又称软脉。《脉经》中说："濡者，如帛衣在水中，轻手相得。"

散脉：切脉时轻按有分散零乱之感，脉搏散大无根，至数不齐，中按渐空，重按则无，故称"散似杨花无定踪"。《诊家正眼》中说："散脉浮乱，有表无里……当浮候之，俨然大而成其为脉也；及中候之，顿觉无力而减其十之七八矣；至沉候之，杳然不可得而见矣。渐重渐无，渐轻渐有。"

芤脉：切脉时脉形浮大而软、边实中空，有如按在葱管上的感觉。

革脉：切脉时脉形外急而中空，它是芤脉和弦脉的合体脉，既有弦脉的张力，又有芤脉中空的特点，古人形容其"如按鼓皮"。

🌿 沉脉类

沉脉：切脉时脉搏显现部位较为深沉，轻取的情况下摸不到，中取的情况下脉搏较弱，重取的情况下脉搏有力，与脉位较表浅的浮脉相对应，也称"深脉"。

伏脉：切脉时脉搏深沉伏匿，下指重按、推按至骨才能触及。

弱脉：切脉时脉来细软、无力，脉位偏沉，必须要重按才能触摸得到。

牢脉：切脉时沉取实大弦长，用力按才能摸到，轻取和中取均摸不到。"牢"者，深居于内、坚固牢实，多是病气牢固在里。

🌿 迟脉类

迟脉：切脉时脉搏频率慢于正常状态，来势迟缓，每一息脉跳不足四至，每分钟脉跳在 60 次以下。

缓脉：切脉时脉搏来去弛缓松懈（脉位不浮不沉），一息四至，稍快于迟脉，每分钟脉跳在 60 ~ 70 次。

涩脉：切脉时指感不流利，虚细而迟，往来艰涩，有如轻刀刮竹之状。它综合了细、迟、短、软四种脉象的特征。

结脉：切脉时脉率比较缓慢，而且有不规则的歇止。对此，《脉经》中说："结脉往来缓，时一止，复来。"

数脉类

数脉：切脉时脉搏的频率快于正常状态，一息五至以上，来去急促。

疾脉：切脉时脉搏的频率远远大于正常状态，可达一息七八至，来去急速，脉流薄疾。

促脉：脉来数，中间有不规则的歇止，《脉经》中说："促脉来去数，时一止，复来。"需注意的是，它与数脉频率快、无间歇有所区别。

动脉：切脉时脉来流利，脉速较快，而应指短小，其大如豆，没有头尾，多见于关部，具有滑、数、短三种脉象的特征。

虚脉类

虚脉：切脉时寸、关、尺三部举、按均软而无力，脉体中空不足，它综合了浮、大、迟、软四大脉象特征，是无力脉的总称。

细脉：切脉时指感脉体细小，有的形容其脉细如丝，但应指比较明显，能分清脉跳次数。又称小脉。

微脉：切脉时轻取即觉脉体细而应指软弱，似有若无，至数不明，按之欲绝。

代脉：切脉时脉出现有规则的歇止，而且止有定数，有每跳五次停一次的，有每跳三次停一次的，甚至有每跳两次停一次的。

短脉：切脉时脉动的应指范围短，不及寸、关、尺三部，但见于寸、关、尺某一部，一般多见寸、尺短缩，而关部显现。

实脉类

实脉：切脉时脉体长大，搏指有力，寸、关、尺三部浮、中、沉三候皆有力，它综合了长、大、充实、有力四大特征，是有力脉的总称。

滑脉：切脉时应指圆滑，如珠滚玉盘，往来流利，有一种回旋前进的感觉。

弦脉：切脉时脉体端直而长，应指挺然、直起直落，有如摸在琴弦上的感觉。

紧脉：切脉时感觉脉体形如牵绳转索，急绷弹指。脉势紧张有力，脉管的紧张度、力度均比弦脉高。

长脉：切脉时脉动的应指范围超过寸、关、尺三部，脉来长直，脉体的宽度大小不拘。脉动上溢鱼际称为溢脉，下逾尺部则称为覆脉。

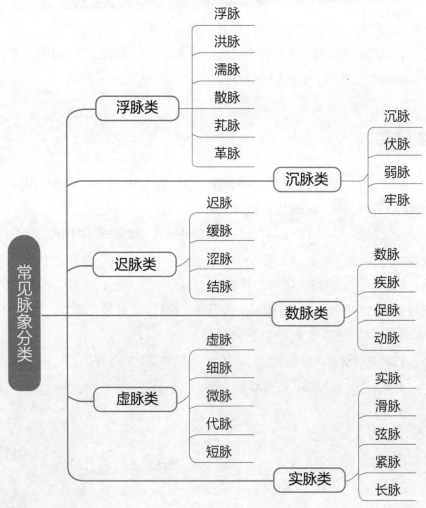

相兼脉

在常见的 28 种脉象中，有些脉象属于单因素脉，譬如浮、沉、迟、数等脉，而有些脉本身则是由几种单因素脉复合构成，比如弱脉是由沉、细、虚三脉构成，濡脉是由浮、细、虚三脉构成，这就是相兼脉。相应地，这些兼脉的主病往往也是几个单因素脉象所主病的总和。譬如浮数脉，因为浮脉和数脉分别主表证和热证，所以浮数脉主表热证；又如沉数脉，因为沉脉和数脉分别主里证和热证，所以沉数而无力之脉主里虚热证；等等，余可类推。

表 5-1 中是最常见的一些相兼脉象。

表 5-1 常见相兼脉及其主病

相兼脉象	主病	相兼脉象	主病
浮紧	表寒、风痹	沉弦	肝郁气滞、水饮内停
浮缓	伤寒表虚证	沉涩	血瘀
浮数	表热	弦细	肝肾阴虚、肝郁脾虚
浮滑	风痰、表证夹痰	沉缓	脾虚、水湿停留
沉迟	里寒	沉细	阴虚、血虚
弦数	肝热、肝火	弦滑数	肝火夹痰、痰火内蕴
滑数	痰热、内热食积	沉细数	阴虚、血虚有热
洪数	气分热盛	弦紧	寒滞肝脉

更加形象的脉象图

　　脉象是手指切脉感知的脉搏形象，在古代，对脉象的认知首先要靠医生敏锐的触觉，同时还需要医生丰富的理解能力和想象能力，因此前人称脉诊为"若窥深渊而迎浮云"，有只能意会不可言传之说。

　　历代医典文献中主要以语言文字通过比喻和描绘的方式来陈述各种脉象的特征，譬如，描述浮脉"如水漂木"，描述芤脉"如按葱管"，描述滑脉"如走珠盘"，等等，这些描述虽然形象生动，也被人们所熟知，但在概念上尚不够明确和完整；再如，弦脉的脉象特征，有的人形容其为"如按琴弦"，也有人比喻其为"如循长竿末梢"，两种比喻在反映弦脉"端直以长"的特征方面有其共性，但琴弦和长竿的粗细、大小等方面都有明显的差异，不具有可比性，以致后世医者往往容易误解，有的人认为弦脉是粗大的，有人则认为是细长的。

　　因此，为了弥补语言文字对脉象表述的不足，很早便有人用图像的方式来表述各种脉象。譬如宋代医家施发所撰《察病指南》（成书于 1241 年），就是现存最早运用图解来说明脉象特征的著作，书中绘制脉象示意图 33 幅（见图 5-1）；此后，明代沈际飞重订的《人元脉影归指图说》中载有七表、八里、十六怪脉脉象图。这些脉象的示意图，比较形象地呈现了各种脉象的主要特点，对当时脉诊的传授和推广起了一定作用。

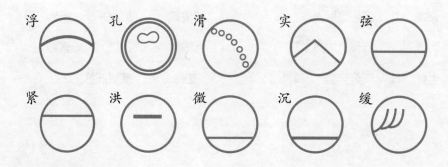

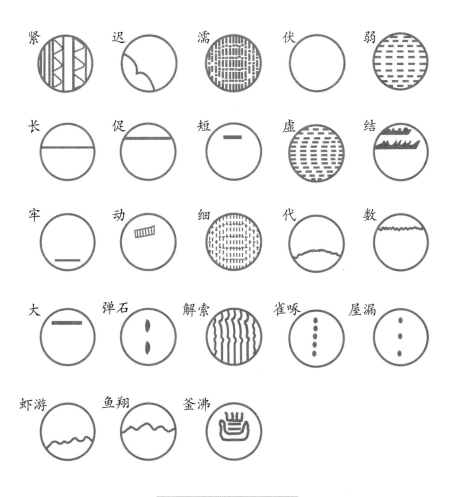

图5-1　脉象特征示意图

为了比较全面形象地使大家认知脉象，本书参考指压（P）-指感（H）趋势图、脉宽图、脉长图、脉波图四组图像组合，来具体地表述 28 种脉象的形态特征。

🌱 指压 - 指感趋势图

指压，就是切脉时手指对脉管施加的压力，也叫做取脉压力，分轻取、中取、重取三等，轻取相当于"举"，重取相当于"按"，中取时指力大小介于举与按之间。

指感是指脉管搏动时切脉者手指指面的感觉，"应指"指的就是指感。根据脉力大小，指感可以分为强、中、弱三级。

以指压为横坐标、指感为纵坐标，就构成了一幅指压－指感趋势图。坐标上的趋势曲线，表示随着切脉的压力由轻到重，脉动应指力量的变化过程，反映了脉位深浅、脉力大小和脉势虚实的变化。

脉位深浅

若轻取时指感不明显或弱小，中取时指感清晰有力，重取时指感又逐渐变小乃至消失［见图5-2指压－指感趋势图（b）曲线1］，表明脉位居中，不浮不沉，为平脉。

若轻取时指感强，脉形清晰，但是随着指压的增加，指感反而减小，趋势曲线呈渐降型，即"轻取即得，重按反减"，表明脉位浅，为浮脉［见图5-2指压－指感趋势图（b）曲线2］。

若轻取时指感小或不明显，但是随着指压的增加，指感逐渐增大并清晰，趋势曲线呈渐升型，即"轻取不应，重按始得"，表明脉位深，为沉脉［见图5-2指压－指感趋势图（b）曲线3］。

脉力大小

脉力大小，即切脉时脉搏应指力量的大小。指感清晰、强而有力的为有力脉，属于实脉，指压－指感趋势图呈高大型曲线［见图5－2指压－指感趋势图（c）曲线4］；指感弱小的为无力脉，属于虚脉，指压－指感趋势图呈低平型曲线［见图5－2指压－指感趋势图（c）曲线5］；指感不强不弱，处于中等力度的则属于平脉。

脉势虚实

脉势虚实，即脉力随指压增加而变化的趋势。轻取时指感有力，稍加压力时指感立即减弱或消失，呈现浮大、中空、无根的特征，表明脉道空虚不耐指压，属于虚脉［见图5-2指压－指感趋势图（d）曲线6］。反之，随指压增加，指感脉力不减，趋势曲线呈满实型，表明脉道充盛，则为实脉［见图5-2指压－指感趋势图（d）曲线7］。

概括地说，将指压－指感关系用坐标表示，可以出现七种趋势曲线：

曲线1　中等拟正态：表示脉位、脉力居中（平脉）；

曲线2　渐降型曲线：表示脉位表浅（浮脉）；

曲线3　渐升型曲线：表示脉位深沉（沉脉）；

曲线4　高大型曲线：表示脉搏有力（实脉）；

曲线5　低平型曲线：表示脉搏无力（虚脉）；

曲线6　无根型曲线：表示无根、无力（虚脉）；

曲线7　满实型曲线：表示充实有力（实脉）。

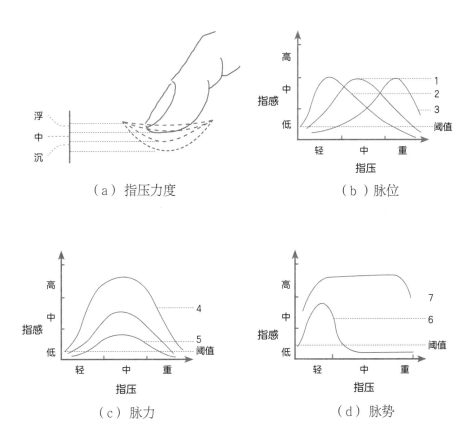

图5-2　指压－指感趋势图

❧ 脉宽图

脉宽图（图5-3）主要表述脉动应指的径向范围，即切脉时手指感觉到的脉体粗细，但由于皮肤与脉管之间软组织的影响以及脉管的横向运动，指感脉宽不完全等同于血管径的粗细。脉宽图中，横坐标W表示脉宽度，纵坐标H表示指感脉力大小，T为指感阈值线。正常人的脉宽以W_n表示。图中曲线2的脉宽为中等（一般来说，正常人的脉宽在2毫米左右）；曲线1的脉宽大于W_n，为脉道粗大；曲线3的脉宽小于W_n，为脉道细。

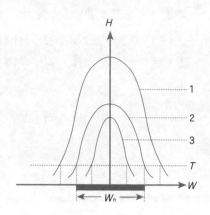

图5-3　脉宽示意图

❧ 脉长图

以脉长范围为横坐标（L），指感脉力大小为纵坐标（H），就构成了一幅脉长图（图5-4）。脉长图反映的是脉动应指轴向范围（寸、关、尺一线）的长短，即指感与寸、关、尺三部的关系。指感阈值线以上的部分为应指范围。

①寸、关、尺三部脉动指感清晰，脉道长度适中（L_n），为平脉［图5-4脉长示意图（a）］。

②指感范围超过寸、关、尺三部，脉道长度大于L_n，为长脉［图5-4脉长示意图（b）］。

③指感范围不及三部或只见一部，脉道长度小于L_n，为短脉［图5-4脉长示意图（c）］。

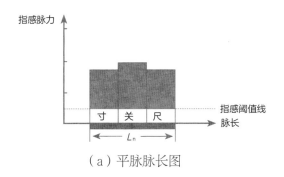

（a）平脉脉长图

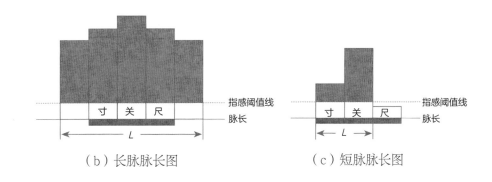

（b）长脉脉长图   （c）短脉脉长图

图5-4　脉长示意图

✿ 脉波图

　　脉波图主要表述脉搏应指的动态。脉波图以 H 为纵坐标，表示指感脉搏大小；以横坐标 t 表示时间。在一定的取脉压力下，脉幅随时间变化的曲线，即为脉波图（图5-5）。

　　①脉波周期长短，可以反映脉动频率的快慢，正常脉率为一息四五至。一息不足四至为迟脉，一息超过五至为数脉。

　　②脉波曲线升支陡耸、降支和缓，呈三峰波，主波、重搏前波、重搏波幅值

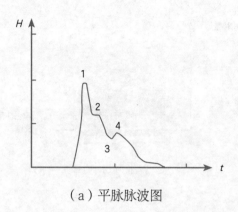

（a）平脉脉波图

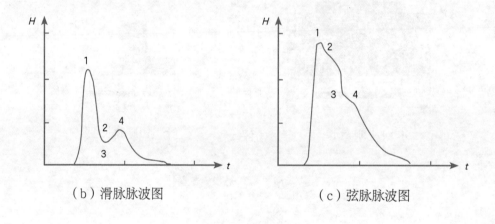

（b）滑脉脉波图　　　　　　　　（c）弦脉脉波图

图 5-5　脉波示意图

依次递减，显示一个脉动周期中脉管内压力的渐变过程，反映在切脉指感时就是有和缓、从容的特点［图5-5（a）］。

③脉波曲线升支陡直、降支直下，主波高而波峡低，重搏波明显，呈双峰波型曲线，圆滑流利，反映脉管内压力大起大落、来势流畅的特征［图5-5（b）］。

④脉波曲线呈宽大主波，波峡抬高，重搏波不明显，曲线形态僵硬，反映脉管内压力升高，脉管壁劲急，以表达端直以长的特征［图5-5（c）］。

将上述指压－指感趋势图、脉宽图、脉长图、脉波图综合起来，便可以比较

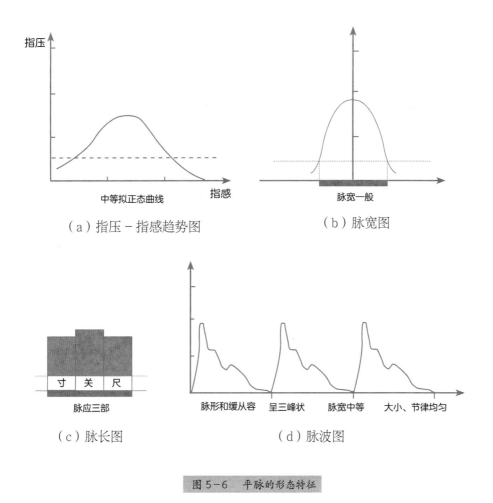

（a）指压-指感趋势图

（b）脉宽图

（c）脉长图

（d）脉波图

图5-6 平脉的形态特征

具体地表述28种脉象以及其他兼脉的形态特征。这里，我们以平脉为例（图5-6），从这组图中，我们可以看到：

①指压-指感趋势图显示平脉呈拟正态型，其曲线峰值位在中等脉力和中取脉位；

②脉宽图显示脉道应指的宽度中等（2毫米左右）；

③脉长度显示脉动应指范围是寸、关、尺三部；

④脉波图形态呈三峰波，脉动次数一息四五至（图5-7）。

综合这四组脉图，显示平脉不浮不沉、不强不弱、不大不小、应指和缓、从容的特点，反映人体气血充盈、脏腑功能健旺、阴阳平衡、精神安和的生理状态，是健康的象征。

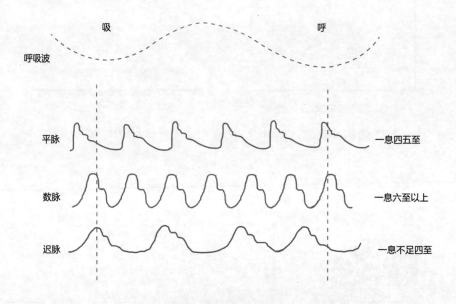

图 5-7　平脉、数脉、迟脉脉率比较

辨常见病脉

了解了常见的 28 种脉象，那么，在实际临床中，这 28 种脉象对于疾病的诊断有哪些指导意义呢？并且，对于这些脉象，我们又该如何准确加以把握和应用呢？

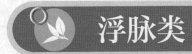

浮脉类

浮脉类的脉象包括浮、洪、濡、散、芤、革六脉。因它们的脉位皆浅，浮取即可得到，所以归为一类。

浮脉

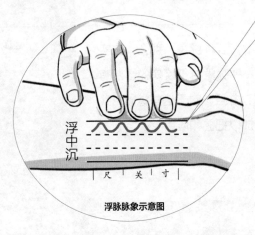

浮脉脉象示意图

浮脉主要特征

轻按时搏动有力，很像微风吹动鸟背上的毛羽，还像水上漂浮的木头，也像手捻着葱叶，重按时搏动显得无力。

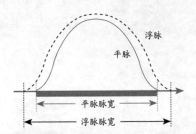

脉理

浮脉通常在夏秋天见到，是身体健康的表现。因为夏天人的阳气都浮到外面来，秋季阳气开始收敛，由浮大渐渐转为沉潜，所以这个时候就容易出现浮脉，这时的浮脉是属于正常的。体瘦者因为肌肉较薄，往往呈现浮脉，尤其是夏秋季节脉偏浮，亦属正常。

人刚刚感受外邪的时候，通常也会呈现浮脉，这是人体卫气与外邪相争的表现，因正气未伤，故脉搏动有力，脉位浮而明显。所以一般感冒时常会诊察到浮脉。

如果是病程已久，气血亏损严重，也会呈现浮脉。此时浮脉会显得浮大无力，这是阳气不能依附于阴液而浮越于外导致的，需要引起警惕。

诊脉诀窍

浮脉的位置很浅，如果使劲按指下搏动反而会不明显，只能是轻取。

主病

浮脉主表，反映病邪在经络肌表部位，邪袭肌腠，卫阳奋起抵抗，其病轻浅，外邪刚进入人体，人体的正气尚强，脉气鼓动于外，脉应指而浮，故浮而有力（表6-1）。

如果表证脉见浮而无力，说明患者平时体虚、卫气弱，为表虚证的表现。

若内伤久病体虚，阳气不能潜藏而浮越于外，亦有见浮脉者，必浮大而无力，是阳气浮越、病情危重的表现。

表6-1 浮脉兼脉主病

脉象名称	常见病证	鉴别要点	对症方药
浮数脉	主表热证，多见于风热感冒	发热重，恶寒轻，头痛，咽喉疼痛，有汗，流浊涕，口渴。舌质稍红，苔薄黄	银翘散、桑菊饮
浮紧脉	主表寒证，多见于风寒感冒	恶寒重，发热轻，无汗，头痛，肢节酸疼，鼻塞流涕，咽痒咳嗽，痰稀薄色白，舌苔薄白而润	葱豉汤、荆防败毒散
浮滑脉	主风痰、表证夹痰	肢体拘急，肌肤不仁，手足麻木，或见恶寒发热，舌苔白腻	大秦艽汤

寸、关、尺三部浮脉主病亦有所区别（表6-2）。

表6-2　寸、关、尺部浮脉主病

脉象名称	主病
寸脉浮	左寸脉浮：多为心气有余，见失眠、心情烦躁、头痛目眩； 右寸脉浮：多为伤风、肺气上逆，见咳嗽气喘
关脉浮	左关脉浮：多为肝气犯脾，见胸胁胀痛； 右关脉浮：多为外邪犯脾，可见脾胃气胀或呕吐
尺脉浮	两尺脉浮：多为肾气不足，可见腰酸、头晕、小便不利，以及女子月经不正常

相似脉象的鉴别

有一些脉象也会呈现浮象，但又有一些不同，比如洪脉、芤脉、虚脉、濡脉、散脉等，在诊察时需要仔细加以辨别（表6-3），《濒湖脉学》中对此有形象的描述。

浮如木在水中浮，浮大中空乃是芤。

拍拍而浮是洪脉，来时虽盛去悠悠。

浮脉轻平似捻葱，虚来迟大豁然空。

浮而柔细方为濡，散似杨花无定踪。

表6-3　浮脉与相似脉象的鉴别

相似脉象	脉象图	鉴别要点
浮脉		脉浮，轻取明显，如水中浮木，重按稍减而不足，脉形不大不小，脉体无空虚感
芤脉		脉浮而宽，浮大无力，两边实，中间空瘪，如按葱管。一般见于大失血伤阴之后
洪脉		脉浮，但来势汹涌，去则缓慢，像潮水一样

相似脉象	脉象图	鉴别要点
虚脉	浮中沉 尺 关 寸	脉浮，形大无力，就像以手捻大葱的绿叶部分，很柔韧，因为里面是空的，但还有韧性，但使劲一按就没韧性了，显得空阔，里面没东西（注意：芤脉还是感觉有东西的，只是瘪，虚脉是空）
濡脉	浮中沉 尺 关 寸	脉浮，同时又柔软，比较细，没什么力量，轻取可触及，重按反而不明显
散脉	浮中沉 尺 关 寸	脉浮，边际模糊不清楚，脉力不匀，软而无力，如柳絮飘忽不定，且至数不齐，稍用力则按不着

个人切脉体会、技巧

临床中，浮脉在位置上的表现大致有两种情况。

1. 脉管紧贴在皮肤表皮下

这种情况的浮脉，用手指轻轻接触皮肤，稍一用力，即可感觉到脉管的存在。

2. 脉管部分浮在皮肤表面之上

这种情况的浮脉，有时候用眼睛就能看到脉管浮出皮肤表面，有的甚至能看到脉管的搏动。

需要注意，较瘦的人由于手腕上诊脉部位浅薄，脉管往往浮露于外，这个时候需要结合具体情况分析，就不能当单纯的浮脉来对待了。

洪脉

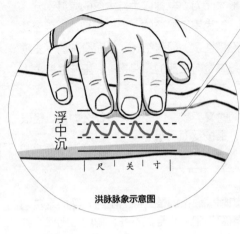

浮中沉

| 尺 | 关 | 寸 |

洪脉脉象示意图

洪脉主要特征

脉体浅表，浮而宽大，就好像波涛般汹涌而来，手指感觉强而有力，脉象去时比来时显得力弱且势缓。

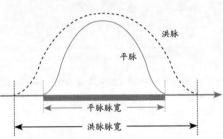

洪脉

平脉

平脉脉宽

洪脉脉宽

脉理

洪脉为阳脉，在时应夏，在脏应心，通常在夏季见到，它既是夏季的常脉，同时也是一种病脉。

作为病理脉象，从中医角度来讲，洪脉的出现是由于人体内积聚的邪热（内热）特别严重，而邪热大量积蓄在身体内，会严重消耗血液和津液，导致脉道里的阳热远远多于津血，津血不固阳热，阳热就会冲击脉管导致脉管扩张、变宽变大，因此脉"来"时特别有力。然而，由于属"阴"的一面严重不足，阳热易散，脉"去"时则会显得比较柔弱无力，因此脉象会出现大起大落的现象。

从西医的角度来看，洪脉的产生是由于人体内热亢盛，导致心脏输出血液量增加，而动脉充盈度和脉压较大时，脉搏就会显得比较强大有力。

诊脉诀窍

1.通常情况下，洪脉多见于暑热、高热的患者。

2.诊脉时，指下感觉呈条状，轻取可得，寸、关、尺皆有波动感。脉搏跳动会特别有力，感到滔滔满指，脉宽幅度较大，来势峻猛，犹如洪水波涛汹涌，之后去势慢慢衰减。

主病

洪脉主里热证。一般来说，只要出现洪脉，就提示人体有热证，但热证不全是实证（脉洪而有力）；虚证者，譬如久病、失血或者长期慢性腹泻，也会出现洪脉，但多无力（即浮取洪盛，沉取无力无神），这种情况是正虚邪盛的危险证候，为阴液枯竭、孤阳独立或虚阳亡脱，需要加以重视。洪脉兼脉主病见表6-4。

表6-4 洪脉兼脉主病

脉象名称	常见病证	鉴别要点	对症方药
洪浮脉	多见于表热证	发热，微恶风寒，头痛，口干微渴，咽红或咽喉肿痛	桑菊饮
洪数脉	主气分热盛，多见于外感热病	发热较重，面红，口渴，舌红，苔黄	麻杏石甘汤
洪滑脉	多见于痰热咳嗽	咳吐浊痰脓痰，口干咽燥，伴咳嗽气急，胸满作痛，转侧不利，或有身热，舌苔黄腻	清金化痰汤

寸、关、尺三部洪脉主病亦有所区别（表6-5）。

表6-5 寸、关、尺部洪脉主病

脉象名称	主病
寸脉洪	左寸脉洪：多为心火上炎，见心烦、口舌牙龈糜烂； 右寸脉洪：多为肺热炽盛或木火刑金，见胸满气逆
关脉洪	左关脉洪：多为肝火过旺，见头晕胀痛、急躁易怒、耳鸣耳聋； 右关脉洪：多为胃火，见胃火胀痛、便秘、胃火牙痛等
尺脉洪	左尺脉洪：多为邪热蕴结下焦，见大便艰难、小便淋沥涩痛； 右尺脉洪：多为肾火旺盛，见五心烦热

相似脉象的鉴别

洪脉与实脉相似，脉象都强盛有力，但又有所不同（表6-6）。对此，《濒湖脉学》中有形象的描述：

洪脉来时拍拍然，去衰来盛似波澜。

欲知实脉参差处，举按弦长愊愊坚。

二者具体差别表现为：洪脉浮取时像波涛一般汹涌，来时盛去时衰，沉取时则略显衰弱；而实脉虽然比不上洪脉狂急，但无论是浮取还是沉取，都极为有力，不论来去都非常强盛。

表6-6　洪脉与相似脉象的鉴别

相似脉象	脉象图	鉴别要点
洪脉		脉浮，但来势汹涌，去则缓慢，像潮水一样
实脉		寸、关、尺三部，浮、中、沉三候应指均充实，脉体形大且长，来去皆盛，坚实有力

个人切脉体会、技巧

临床中，一些医生遇到洪脉皆知是热证，但常常分不清虚证和实证，在这种情况下，可以看患者的气色和舌苔来辨别。

1. 如果患者热盛面红、舌红苔干、声音高亢则多为实热证，脉多洪数而有力。

2. 如果患者大病久病、形瘦面白，则多为正虚邪盛的危险证候，此时脉洪大而无力。

濡脉

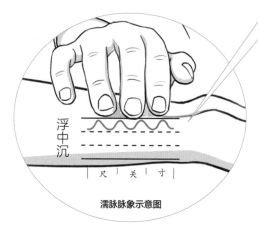

浮中沉

尺 关 寸

濡脉脉象示意图

濡脉主要特征

常在浮部出现，极其细软无力，就好像棉絮漂浮在水面上一样，只能轻轻地触摸它，如果稍稍用力按，就摸不着了。

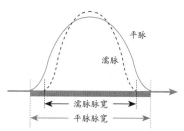

平脉
濡脉

← 濡脉脉宽 →
← 平脉脉宽 →

脉理

濡脉的形成多是由于阳气、精血亏虚所致，阳气虚因而脉管不敛，无力推动血液循环，形成脉管松弛软弱之势；精血虚而不能滋养血脉，脉管不充盈，因而脉形细小、应指乏力。另外，湿邪弥漫，困于脾胃，阻遏阳气，阳气不能外达于表，也可能出现濡脉。

诊脉诀窍

1.濡脉脉管波动部位浅表，形状极为细小绵软，只能轻轻触摸来体察它的搏动，似有似无，好像是在水面上漂浮着的丝帛，而稍稍用重一点的力量就会飘然无踪。

2.掌握好濡脉位浮、形细、势软三个基本特点。

主病

濡脉主虚证或湿证。久病虚弱、气血阴虚、崩中漏下、失血过多、产后血虚等，以及长期泄泻或湿邪内阻等，都可见濡脉（表6-7）。

表6-7　濡脉兼脉主病

脉象名称	常见病证	鉴别要点	对症方药
濡缓脉	多见于寒湿证	恶心呕吐，口淡不渴，头身困重，肢体浮肿，大便溏	平胃散、实脾饮
濡数脉	多见于湿热证	头身困重，口干不欲饮，不想吃饭，皮肤发痒，大便黏腻不爽，舌苔腻	甘露消毒丹
濡涩脉	多见于亡血证	多因吐血、衄血、便血、尿血等失血量较多，面色淡白	六味地黄汤
濡迟脉	多见于阳虚证	神疲乏力，精神不振，易疲劳，畏寒怕冷，四肢不温，完谷不化	金匮肾气丸、桂附地黄丸

寸、关、尺三部濡脉主病有所区别（表6-8）。

表6-8　寸、关、尺部濡脉主病

脉象名称	主病
寸脉濡	左寸脉濡：多为心气血亏虚，见惊悸健忘； 右寸脉濡：多为肺气虚，见咳嗽气短、自汗乏力
关脉濡	左关脉濡：多为肝血不足，血不荣筋，见筋挛拘急、手足震颤、肢体麻木、屈伸不利、爪甲脆裂、干枯变形； 右关脉濡：多为脾虚湿侵，见面色萎黄、四肢不温、神倦乏力、足背部时肿
尺脉濡	左尺脉濡：多为精血两伤，见头晕耳鸣、身体乏力、失眠健忘、腰膝酸软、遗精滑泄； 右尺脉濡：多为命门火衰，见腰酸腿软、下肢冷寒、遗精阳痿

相似脉象的鉴别

濡脉最明显的特点是细软无力，具备这个特点的脉象还有微脉、弱脉和细脉，但四者又有所不同（表6-9）。《濒湖脉学》中对此有形象的描述：

浮而柔细知为濡，沉细而柔作弱持。

微则浮微如欲绝，细来沉细近于微。

表6-9　濡脉与相似脉象的鉴别

相似脉象	脉象图	鉴别要点
濡脉		脉位居浮，脉细柔软，轻触可得，稍按则无
微脉		脉位居浮，脉细无力，模糊不清，似有似无，轻按不见，重按欲绝
弱脉		脉位居沉，脉细柔弱，沉取始得，轻取则无
细脉		脉位居沉，脉力较正常稍软，脉细如头发，浮、中、沉取皆可见到，但以沉取为多，触感应指明显

个人切脉体会、技巧

　　濡脉是浮细无力，一般较难诊察。通过大量的临床实践发现，濡脉的脉象与触摸女童手背静脉浮、软、细的感觉相似，这一点可供大家参考。

　　有些情况下，濡脉也不一定就是浮细的，在人体湿邪较重的情况下，湿气作为阴邪充盈于脉管，濡脉也可以是粗大的。

散脉

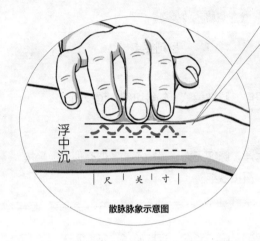

散脉脉象示意图

散脉主要特征

　　脉象浮大而散，举之散漫，按之全无，即浮取散漫，没有条理，中、重取皆无，至数不齐，有时来多去少，有时去多来少，散漫渗开、两边不敛、界限不清，就好像是杨花散漫飞舞一般飘忽不定。

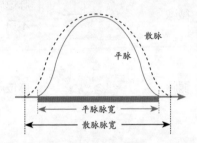

脉理

　　散脉是脏腑精血衰竭、阳气没有依附的表现。由于气血离散、阴阳不敛，造成心力严重衰竭，气血不充盈而没有力量鼓动脉管，以致脉搏出现散漫无根、至数不齐的现象。

诊脉诀窍

　　1.脉搏极不整齐，不是来多（作"快"解）去少（作"慢"解），就是去多来少，一来一去十分不清楚。

　　2.指感好像触摸牙膏的柱状膏体，轻触脉体浮而大，稍用力按就会混沌无边，脉象极为无力无根。

主病

　　散脉主元气离散，胃气衰败，气血消亡，精气将绝，常见于患者垂危阶段。临床中，单独的散脉不多见，一般会和结脉、促脉、代脉、滑脉、涩脉、数脉相兼。

常见的有散而大（主阴亏已极、虚阳浮越的证候）、散而代（主心、肾之气衰竭）。但不管是哪种，只要出现散脉，预后一般都不太好。

孕妇临产时出现散脉，为即将分娩的证候；如未至产期而出现散脉，则为坠胎之征。

寸、关、尺三部散脉主病亦有所区别（表6-10）。

表6-10　寸、关、尺部散脉主病

脉象名称	常见症状
寸脉散	左寸脉散：多为心阳不足，见怔忡（心跳剧烈）、气短喘促； 右寸脉散：多为肺气大虚，见自汗
关脉散	左关脉散：多见阳不化阴之溢饮（暴渴多饮、无汗、身体疼重）； 右关脉散：多见脾阳不足、水湿下注而致的臌胀、足背肿胀
尺脉散	左尺脉散：多为肾水大亏、虚火上炎，症见颧红面赤、汗出如油； 右尺脉散：多为阳消，症见晕厥遗尿； 若久病而两尺均见散脉，是元气散乱的证候，应予以特别注意

相似脉象的鉴别

临床中，有一些脉象和散脉较为类似，如濡脉、虚脉和芤脉（表6-11）。这四种脉都在浮部出现，都有"虚"的属性，但程度轻重各有不同，在诊察的过程中应注意区分。《濒湖脉学》中对此有形象的描述：

散脉无拘散漫然，濡来浮细水中绵。

浮而迟大为虚脉，芤脉中空有两边。

表6-11　散脉与相似脉象的鉴别

相似脉象	脉象图	鉴别要点
散脉		搏动极无规则，浮而虚大，轻飘无根

续表

相似脉象	脉象图	鉴别要点
濡脉		浮而细软，好似水里漂浮的棉絮一样
虚脉		浮而虚大，按之无力，空虚
芤脉		浮大而中空，如按葱管，浮取有力，中取、重按皆无力

个人切脉体会、技巧

　　1. 在 28 种脉象中，散脉独异于其他 27 种脉象。其他脉象虽脉形各有不同，但总的来说都是呈线条形状，而散脉的脉体则不呈线条形状，在寸口脉位上呈现为无数个散在的跳动点，此起彼灭，既没有固定的部位，也没有规律可循。

　　2. 需说明的是，中医诊病向来需要望、闻、问、切四诊合参，综合分析之后方可明确诊断，不能仅凭散脉一项就妄下病重的定论，否则容易失治误治。

芤脉

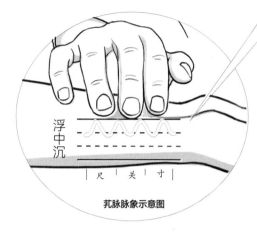

芤脉脉象示意图

芤脉主要特征

　　脉位偏浮、形大、势软而中空，就好像按在葱管上的感觉。脉管的管壁力道较强，而脉管中空处则显得无力。芤脉，浮取有力，而中取、重按皆无力，但中按无力更为突出。

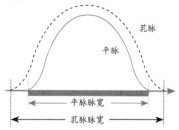

脉理

　　临床中，芤脉主要是脉管内血液量减少，脉管充盈度和紧张度不足的一种表现。多是因为在血崩、呕血、外伤性大出血等突然失血过多的情况下，血液量骤然减少，没有办法充盈脉管，或是由于严重吐泻，津液大伤，血液得不到充养，无法维系阳气，阳气浮散所致。

　　一般来说，如果人体失血或伤液之后，脉管能够自敛，或是通过输血、补液等措施使得阴液能够及时得以补充，芤脉就会自行改善。

诊脉诀窍

　　1.芤脉一般见于大失血后，未出血前不会见到芤脉，诊脉时首先应把握这一点。

　　2.脉象浮大而软，按之中央空、两边实，寸、关、尺皆有。

　　3."犹如按葱管上的感觉"，就是浮取时就像按在上面的葱皮，中取正当葱之空处，沉取时就像按在下面的葱皮。

主病

　　芤脉主失血、伤阴之虚证。其相兼的主病，视其兼脉而定，有虚中更虚者，如芤浮之脉是大出血后浮阳外越的危候；有虚中夹实者，如芤涩之脉，是血瘀内结，血脉阻塞，血不循经外溢之候（表6-12）。

表6-12 芤脉兼脉主病

脉象名称	常见病证	鉴别要点	对症方药
芤浮脉	大出血后，浮阳外越	多见于大失血之后及产后。症见手足心热、烦热、神情倦怠、下肢肿、全身怕冷	生脉散、通脉四逆汤
芤数脉	多为阴虚	形体消瘦，口燥咽干，两颧潮红，五心烦热，潮热盗汗，小便短黄，大便干结	杞菊地黄丸
芤涩脉	多为瘀血内结。肝、脾肿大之失血可见此脉象	腹部积块明显，隐痛或刺痛，形体消瘦，纳谷减少，面色晦暗黧黑，女子月经淋漓不净，舌质紫或有瘀斑	通幽汤、血府逐瘀汤

寸、关、尺三部濡脉主病亦有所区别（表6-13）。

表6-13 寸、关、尺部芤脉主病

脉象名称	主病
寸脉芤	左寸脉芤：多为上焦火旺伤血，见吐衄、怔忡； 右寸脉芤：多为肺热伤血，见喘嗽咯血、衄血
关脉芤	左关脉芤：多为肝血不藏，见胁间血瘀气痛； 右关脉芤：多为脾不摄血，见便血、呕血
尺脉芤	左尺脉芤：多为膀胱热盛，见尿血； 右尺脉芤：多为下焦肠道积热，见大便出血或痔瘘

相似脉象的鉴别

临床中，芤脉应当与虚脉、革脉仔细加以区分。对此，《濒湖脉学》中有形象的描述：

中空旁实乃为芤，浮大而迟虚脉呼。

芤更带弦名曰革，血亡芤革血虚虚。

芤脉与虚脉一样，共同点都是浮大，但芤脉是浮大而软，而虚脉则是浮大而迟；芤脉和革脉一样，都是外实内空，但芤脉是外实而软，而革脉则是外实却带有弦象，芤脉往往是在人体大失血以后出现，而革脉则多见于一般亡血失精的虚寒病证（表6-14）。

表6-14 芤脉与相似脉象的鉴别

相似脉象	脉象图	鉴别要点
芤脉		浮大而软，多见于大失血后
虚脉		浮大而迟，按之无力，稍用力则更觉柔软
革脉		外实内空，带有弦象，多见于一般亡血失精之虚寒证

个人切脉体会、技巧

临床中，芤脉是一种比较易于变化的脉象。

1. 在人体失血的情况下，芤脉一般所见时间较短，这是由于人体在失血后脉管不充，随之张力减退，脉管收缩变为细脉或弦细或细涩之类的脉象。

2. 在瘀血的情况下，芤脉一般所见时间较长，明代医家孙东宿在《生生子医案》中说："如瘀血，脉必沉伏，或芤或涩也。"指出了芤脉与涩脉、沉伏脉的必然联系。

因此，临诊时应明白此中的变化关系，注意加以鉴别。

革脉

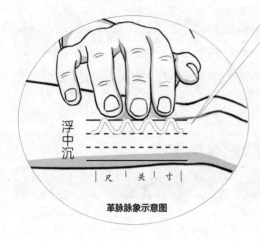

浮中沉

|尺 关 寸|

革脉脉象示意图

革脉主要特征

革脉浮大中空，指下感觉搏动有力，就好像按在鼓皮上一般，重按时脉象会有所减弱。

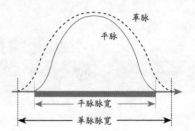

革脉

平脉

平脉脉宽

革脉脉宽

脉理

革脉属于具有复合因素的脉象，是芤、弦两脉的合体脉，既具有弦的张力，又有中空的情况，所以古人说是"如按鼓皮"等。

革脉出现原因主要有两方面：一是由于外邪（寒邪）犯表，病势较重，人体为捍卫外邪竭尽全力促使气血趋表以抵抗疾病，故而脉现坚硬绷急；二是由于人体失血后贫血，或阴虚气伤，无以维持阳气，致孤阳外越，引起脉管拘急，同时血管中血液减少，则脉管不充，以致形成浮而弦硬、中空、按之搏指、状如鼓皮的脉象。二者都属于危证。

诊脉诀窍

1.革脉浮取即得，以中取时最为明显。

2.指下感觉脉体大，呈条状，有一种中空感，就好像按鼓皮一般有下陷的感觉，内虚空而外绷急。

主病

革脉主虚、寒。虚为失血伤精，寒为寒邪犯表。通常妇女流产、崩漏，男子营气虚损、遗精，多半能见到革脉。革脉之相兼脉主病，历代诸医籍多无记载，这里不做考据。寸、关、尺三部革脉主病亦有所区别（表6-15）。

表6-15 寸、关、尺部革脉主病

脉象名称	主病
寸脉革	左寸脉革：多为失血气衰、血不养心，见胸闷、气短、心悸、心绞痛、心烦； 右寸脉革：多为肺气虚衰，见咳喘胸闷、气短不足以息、喘促、痰涌
关脉革	左关脉革：多为寒滞肝脉、气滞血瘀，见右胁胀疼、心烦喜怒、脘满不思食； 右关脉革：多为脾胃虚寒，见腹胀脘满、食少、胃疼
尺脉革	左尺脉革：多为肾精不足、下焦虚寒，见腰酸痛、遗精早泄、失眠、尿频、记忆力减退、健忘； 右尺脉革：多为肾元虚怠，见虚劳亡血之危证、女子崩漏流产

相似脉象的鉴别

革脉与芤脉的指感区别不大，都是脉道空虚，二者主病也相似，但芤脉是外实而软，而革脉则是外实却带有弦象，芤脉往往是在人体大失血以后出现，而革脉则多见于一般亡血失精的虚寒病证。从程度上来说芤脉要比革脉更加危急（表6-16）。

表6-16 革脉与相似脉象的鉴别

相似脉象	脉象图	鉴别要点
革脉		外实内空，带有弦象，多见于一般亡血失精之虚寒证
芤脉		浮大而软，多见于大失血后

个人切脉体会、技巧

1.临床观察发现，早期高血压患者会出现革脉，其原因无外乎阴虚气伤或脾气虚。

2.再生障碍性贫血常见革脉，为血少脉空，孤阳外越所致。

沉脉类

沉脉类的脉象包括沉、伏、弱、牢四脉。因它们的脉位深沉，需重取才可得到，所以归为一类。

沉脉

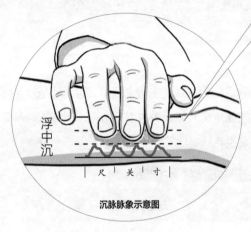

沉脉脉象示意图

沉脉主要特征

沉脉的脉象好比重浊的"地阴之气"，总是不断下沉，必须用力重按，接近筋骨时才能感觉到其搏动。

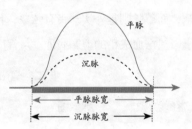

脉理

沉脉属阴，《黄帝内经》称其为"石脉"，在时应冬，在脏应肾。它既是冬季的常脉，同时也是一种病脉。作为常脉，由于冬季寒冷，血管呈收缩状态，故造成脉位偏沉；另外，受机体状态的影响，偏胖的人亦可出现正常状态下的沉脉。

作为病理脉象，它的形成原因主要有两方面：一是病邪侵入人体，正气与之相搏于内，气血内困，所以脉象沉而有力，此为里实证；二是人体脏腑虚弱，阳气衰微，气血无力统运营气于体表，所以脉象沉而无力，此为里虚证。

诊脉诀窍

1.沉脉的脉象要重按到筋骨之间才能摸到，指下的感觉就像是棉絮包裹着沙石，里面坚硬，外表柔软。

2.若是沉脉具有柔滑均和的感觉，可视为正常脉象；同样，男性尺部、女性寸部出现沉脉，是因为性别差异所致，如果一年四季皆是如此，也可视为正常。

主病

沉脉主里证，包括里实证和里虚证，如气滞、血瘀、食积、痰饮等。其兼脉主病范围又有所不同。譬如，沉弦脉主痰饮或各种疼痛，沉滑脉主食积，沉缓脉（或沉濡脉）主水湿，沉数脉（或沉实脉）主里热，沉迟脉主里寒，沉弱脉主肾气、肾阳亏损，等等（表6-17）。

表6-17 沉脉兼脉主病

脉象名称	常见病证	鉴别要点	对症方药
沉弦脉	多为痰饮或各种疼痛	胸闷，咳嗽，气喘，痰多神昏，痴呆，失眠心烦，胃脘痞满，恶心呕吐，惊悸不寐，头晕耳鸣，眩晕	苓桂术甘汤、甘遂半夏汤
沉滑脉	多为食积证	胃胀腹胀，食欲不振，腹痛，恶心呕吐，厌食	保和丸
沉缓脉	多为水湿证	头重如裹，四肢酸痛，怠惰，胸闷，胃脘胀，恶心，大便稀溏或黏滞	二陈丸、参苓白术散
沉数脉	多为里热证	发热，烦躁，口渴引饮，便秘，尿黄短，面红，舌红舌干，苔黄厚腻，口舌生疮	承气汤之类、柴胡疏肝散
沉迟脉	多为里寒证	畏寒，肢体冷痛、拘急或麻木，肤色紫暗或苍白，舌苔白	理中汤
沉弱脉	多为肾气、肾阳亏损证	须发早白，齿松动，健忘失眠，疲劳乏力，视力、听力、记忆力减退，潮热，盗汗，阳痿，早泄	龟鹿二仙丹、五子衍宗丸

寸、关、尺三部沉脉主病亦有所区别（表6-18）。

表6-18　寸、关、尺部沉脉主病

脉象名称	主病
寸脉沉	左寸脉沉：多为心阳不足，水饮停胸； 右寸脉沉：多为肺中痰饮，见短气、咳逆少气、喘息、痰饮
关脉沉	左关脉沉：多为肝郁气痛，见两胁疼痛、筋脉拘急； 右关脉沉：多为脾胃虚寒，见中满腹胀、恶心吐酸
尺脉沉	左尺脉沉：多为肾经寒，见小腹痛，腰膝酸痛，男性阳痿，女子血海不充、 　　　　经来腹痛； 右尺脉沉：多为命门火衰，见下肢寒冷、五更泄泻

相似脉象的鉴别

沉脉与伏脉、牢脉相类似，三种脉象的脉位都较深，轻取不应，但同时又各有不同（表6-19）。《濒湖脉学》中对此有形象的描述：

沉帮筋骨自调匀，伏则推筋着骨寻。

沉细如绵真弱脉，弦长实大是牢形。

表6-19　沉脉与相似脉象的鉴别

相似脉象	鉴别要点
沉脉	重按贴近筋骨方得，搏动柔和、均匀
伏脉	较沉脉部位更深，须推筋着骨左右寻按始得，甚则暂时伏而不见
牢脉	位深，像沉脉，又像伏脉，脉搏动有力，脉形大而长，略带弦（像摸在紧绷的细绳上）

个人切脉体会、技巧

临床中，一些体形较瘦、肌肉比较薄的患者，脉象偏浮，一般较难判断是不是沉脉。在这种情况下，可根据脉象三要素（有胃、有神、有根）判断是常脉还是病脉。记住，浮取即可摸到，就不能称为沉脉。

伏脉

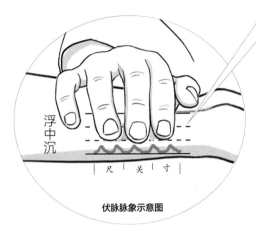

伏脉脉象示意图

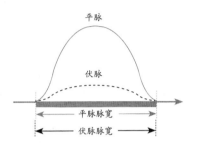

伏脉主要特征

伏脉脉行筋下，即便是重按也不容易得到，必须要贴着筋骨才能摸到。

脉理

伏脉的成因有两个：一是由于人体邪实内闭（气闭、热闭、寒闭、痛闭、痰闭），气血阻滞凝结，营卫不能宣通，脉道伏隐不显所致，这种脉象伏而有力；二是由于人体久病正气虚弱，气血不足，心阳不振，脉气不能鼓搏于外所致，这种脉象伏而细涩无力。

临床中有些伤寒表证，若是寒凝于经络，阳气无法发越时，也会出现伏脉，一般待阳气回苏，突破寒凝，即能汗出而自解；若是脐冷腹痛、四肢厥逆而见伏脉者，则属于阴寒内郁证。

此外，严重吐泻时出现伏脉是休克的先兆，临诊时要予以高度重视。

诊脉诀窍

伏脉脉位比沉脉还深，诊察伏脉必须要用力重按至骨，然后推动筋肉，指下才能隐约地感觉到脉搏的跳动。

主病

伏脉主邪闭、厥证和痛极，多见于霍乱、吐利、痰食阻滞、剧烈疼痛等疾病。

临床中，伏脉较少与其他脉象相兼出现，这是因为伏脉形成机制为邪闭和阳微，脉气沉潜，无力外浮导致，以脉位极深为特征，因此，凡阳盛外鼓、血流滑利的脉象和浮脉类脉象都不可能与伏脉相兼。

寸、关、尺三部沉脉主病亦有所区别（表6-20）。

表6-20 寸、关、尺部伏脉主病

脉象名称	主病
寸脉伏	左寸脉伏：多为血瘀，见胸闷憋气、心悸气短； 右寸脉伏：多为寒痰闭肺，见咳嗽气短、胸痛
关脉伏	左关脉伏：多为肝血寒凝，见胁下冷痛、形寒肢冷、口唇青紫、小便清长； 右关脉伏：多为水谷积滞，见反胃、恶心呕吐、泛酸
尺脉伏	左尺脉伏：多为下焦寒凝气滞，见疝痛、尿频； 右尺脉伏：多为肾寒精虚，见脐下冷痛、完谷不化、阳痿、早泄

相似脉象的鉴别

伏脉主要应与沉脉相鉴别。沉脉行于筋间，重按乃得。伏脉较沉脉部位更深，须推筋着骨始得，甚则暂时伏而不见，即《濒湖脉学》描述的"沉帮筋骨自调匀，伏则推筋着骨寻"。

个人切脉体会、技巧

临床中，我们还可以见到一种无脉症，往往出现在肢体的某一局部，表现为其相应的肢体无脉，但其他部位脉象正常，这种现象通常是由血管异常造成的。要注意，无脉和伏脉是截然不同的两种脉象，临诊时要仔细诊察，以免发生误诊。

弱脉

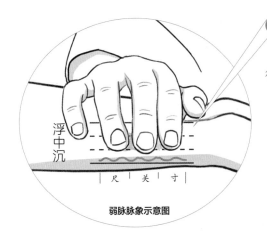

弱脉脉象示意图

弱脉主要特征

弱脉轻取不应，必须要沉取才能触摸得到，而且总是显得柔软乏力。

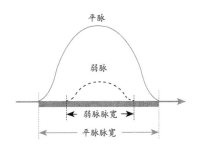

脉理

弱脉多是由阴精虚损、阳气衰微导致。阳气、阴精长时间不得恢复，会变生诸多疾病，譬如精气不足，不能濡养骨髓，会引发骨痿（足痿软不能行动）；不能濡养筋膜，会引发筋痿（筋挛缩）；营血不足，不能养心安神，会引发惊悸；卫气不足，不能充肤固表，会导致自汗；脾胃虚损，中气不振，会导致精神困乏。这些都可能出现弱脉。

诊脉诀窍

1.诊察弱脉，要把握位沉、形细、势软三个关键要素。轻取不得，只能沉取，其搏动部位在皮肉下靠近筋骨处，指下会感到脉形细而无力，重按欲绝。

2.对弱脉形象的描述有"如绵""烂绵"等。

主病

弱脉主气血亏损、元气虚耗、阳气衰微，多见心悸气短、自汗、脾虚食少、肢冷便溏、头晕耳鸣等症。临床中，弱脉常与涩脉、沉脉兼见（表6-21）。

表6-21　弱脉兼脉主病

脉象名称	常见病证	鉴别要点	对症方药
弱涩脉	多主气血衰败	少气懒言，神疲乏力，自汗，眩晕，心悸失眠，面色淡白	十全大补汤
沉弱脉	多主阴虚	形体消瘦，口燥咽干，两颧潮红，五心烦热，潮热盗汗	六味地黄丸、知柏地黄丸

寸、关、尺三部弱脉主病亦有所区别（表6-22）。

表6-22　寸、关、尺部弱脉主病

脉象名称	主病
寸脉弱	左寸脉弱：多为心气虚、阳虚，可见惊悸健忘、失眠多梦； 右寸脉弱：多为肺气虚，见易感冒、咳嗽、气喘、自汗气短
关脉弱	左关脉弱：多为肝血虚，见面色无华、耳聋耳鸣、筋脉挛急； 右关脉弱：多为脾胃气虚，可见泄泻、食少、脘腹胀痛
尺脉弱	左尺脉弱：多为阴液枯涸，见腰膝酸软、周身乏力、倦怠、五心烦热、男子睾丸潮热、女子白带增多； 右尺脉弱：多为阳气虚陷，见肢寒畏冷、腰膝酸软发凉、精神倦怠、面色㿠白

相似脉象的鉴别

弱脉与濡脉比较类似，但又有所不同（表6-23），即《濒湖脉学》描述的"浮而柔细知为濡，沉细而柔作弱持"。

表6-23 弱脉与相似脉象的鉴别

相似脉象	脉象图	鉴别要点
弱脉		脉位居沉，脉细柔弱，沉取始得，轻取则无
濡脉		脉位居浮，脉细柔软，轻触可得，稍按则无

个人切脉体会、技巧

　　临床中，如果老年人见到弱脉，多正常。青少年正值血气方刚之时，脉象应该盛壮有力，若出现弱脉，说明身体有不同程度的虚损，应当尽早查出原因，以便采取改善措施。

牢脉

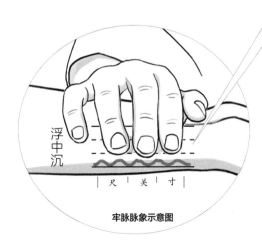

牢脉脉象示意图

牢脉主要特征

　　牢脉附着在筋骨上，坚固不移，脉位沉长，超过寸、关、尺三部，脉势实大而弦，沉取才能摸得到，且搏动有力，但浮取、中取空虚。

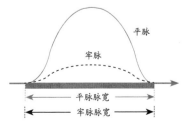

脉理

牢脉是沉、弦、大（洪）、实、长脉的复合脉，多是由于体内病气固结，阴寒积聚于内，阳气沉潜于下，所以脉象沉而实大弦长，坚牢不移。

一般来说，凡沉寒里实、邪气有余的病变，如心腹寒痛、肝气郁积、脾滞不运等，皆可出现牢脉；癥、瘕一类的积聚病出现牢脉，属实证实脉；若是失血阴虚一类的大虚证出现牢脉，为虚证实脉，脉症相反，是正气大伤、邪气犹盛的表现，临诊时应引起注意，防其骤变。

诊脉诀窍

1.牢脉浮取不可得，中取则沉而无力，唯有重取则脉力较猛。重取时，手指可感觉脉管紧张度较高，有如按在"瘦女人手背中指掌肌腱"上的感觉。

2.牢脉势大形长，脉长超过寸、关、尺三部。

主病

牢脉主实，不但主阴寒凝结，而且也主癥瘕、疝气、气塞、顽痰、食积、积热、瘀血等。牢脉也可与数、长、沉脉兼脉，主病亦有所不同（表6-24）。

表6-24　牢脉兼脉主病

脉象名称	常见病证	鉴别要点	对症方药
牢沉脉	多见于阴寒内伏	面色青白，畏寒怕冷，脘腹疼痛，手脚凉，身体乏力	大黄附子汤
牢数脉	较少见，多见于里实热证	多汗，高热，面红，口渴，便秘	白虎汤、承气汤之类

相似脉象的鉴别

牢脉与革脉比较容易混淆（表6-25），对此，《濒湖脉学》中有形象的描述：

弦长实大脉牢坚，牢位常居沉伏间。

革脉芤弦自浮起，革虚牢实要详看。

具体而言，革脉的病理是内虚表实，其脉体浮大中空而边实，浮取即得；而牢脉的病理是内实表寒，其脉体弦长实大内沉，总在极沉的部位出现。

表6-25　牢脉与相似脉象的鉴别

相似脉象	脉象图	鉴别要点
牢脉	浮中沉　尺关寸	在沉分，重取弦实有力，浮取、中取则不可得，多主里实寒证
革脉	浮中沉　尺关寸	在浮分，浮取坚实，搏动有力，中取、重取脉动减弱，指下空虚，多主虚证

个人切脉体会、技巧

牢脉脉沉，临诊时寸、关、尺各分部的牢脉有但不易掌握，一般情况下，诊断牢脉主要是通过寸口脉的整体来确定的。

迟脉类

迟脉类的脉象包括迟、缓、涩、结四脉。因它们的脉动较慢，一息不足四到五至，所以归为一类。

迟脉

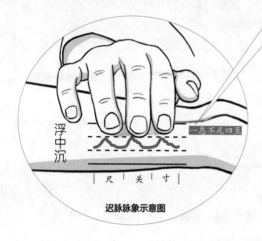

迟脉脉象示意图

迟脉主要特征

迟脉的脉搏频率慢于正常（一息四到五至），一息不足四至（1分钟脉搏在60次以下），其来势缓慢，去势也比较缓慢，不论浮取、中取或沉取都可得。

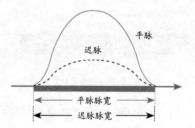

脉理

迟脉之所以搏动迟缓，其主要原因有三个方面：

一是由于寒邪郁于经络，阻遏脉道，阳气难以布散，血行迟缓，所以脉现迟而有力之象，为实寒证；二是阳气虚衰甚久，寒自内生，胸中大气难以敷布，血随气而缓行，所以脉现迟而无力之象，为虚寒证；三是热邪壅结于里，阻碍气血运行，脉道遏抑，所以脉现迟而有力之象，为实热证。

此外，长期从事体育活动或体力劳动的人，有时候脉象也会偏迟，但脉搏有力，这是一种正常的生理性迟脉，不属病态。

诊脉诀窍

把握脉搏跳动的频次，若见一息不足四至，每分钟脉搏小于60次，来去极迟，大致就可判定为迟脉，然后再根据脉象的力度辨别是实证还是虚证，是实寒、实热还是虚寒，脉症合参后再做出正确诊断。

主病

迟脉主寒证，有力为实寒，无力为虚寒，譬如肾阳虚、肝阳虚、脾阳虚、心阳虚、痰湿盛、沉寒痼疾、积聚等。

迟脉也主热证，在阳明病中就会出现迟脉。其原因是热邪聚结肠道，实邪阻滞脉气，故而会出现脉迟而有力。临床上迟脉常与浮脉相兼出现，主表寒证；与沉脉相兼，主里寒证；迟而涩多为血寒证（表6-26）。

表6-26 迟脉兼脉主病

脉象名称	常见病证	鉴别要点	对症方药
浮迟脉	多见于表寒证	发热，微恶风寒，汗出，咳嗽，头身疼痛，小便清长，大便溏泄，舌淡胖，苔白	桂枝汤、麻黄汤
沉迟脉	多见于里寒证	饮食减少，口泛清水，腹中冷痛，四肢不温，久泻，久痢，妇女白带清稀，小腹冷痛，小便清长，大便稀溏，舌淡苔白润	理中汤
迟涩脉	多见于血寒证	手足冷痛，肤色紫暗，少腹冷痛，喜暖恶寒，月经延期，经色紫暗	当归四逆汤

寸、关、尺三部迟脉主病亦有所区别（表6-27）。

表6-27 寸、关、尺部迟脉主病

脉象名称	主病
寸脉迟	左寸脉迟：多为寒凝心脉，见心痛如绞（遇寒加剧）、心悸气短，甚则心痛彻背、畏寒肢冷等； 右寸脉迟：多为寒痰伏肺，见咳嗽、气喘、咳痰清稀/黏白、胸膈满闷、渴喜热饮、背冷无汗或兼恶寒发热等

脉象名称	主病
关脉迟	左关脉迟：多为肝寒，见胁肋胀痛（连及下腹）、畏寒肢冷、舌苔白滑、肢体拘急等； 右关脉迟：多为胃寒，见吞酸、喜温热饮，或有恶寒发热、食物不化、积滞不行等
尺脉迟	左尺脉迟：多为肾气虚弱，见小便频数、白浊或清冷，或失禁，伴腰酸腿软，男子精冷不化、女子月经不调等； 右尺脉迟：多为命门火衰，见溏泻、大便泄下色青黑、尿清、腹痛肠鸣

相似脉象的鉴别

迟脉与缓脉、涩脉都搏动较慢，并且都有无力感，但三者也有所不同（表6-28）。对此，《濒湖脉学》中有形象的描述：

脉来三至号为迟，小驶于迟作缓持。

迟细而难知是涩，浮而迟大以虚推。

表6-28 迟脉与相似脉象的鉴别

相似脉象	脉象图	鉴别要点
迟脉		一息不足四至，每分钟脉搏不足60次，来去缓慢
缓脉		比迟脉稍快一点，一息四至，每分钟脉搏0~70次，指下感觉有如春风拂柳，脉位不浮不沉
涩脉		一息不足四至，迟而形细，往来艰涩，有如轻刀刮竹

个人切脉体会、技巧

1. 一般来说，迟脉多主寒证。但就临床观察，温病（以发热为主要临床特征的外感热病，如急性传染病、急性感染性疾病等）情况下的迟脉也并不少见。热则气血运行加速，故其脉多数。然而一旦出现迟脉，特别是骤然出现迟脉，不可轻率地认为病已转化为虚寒，需要脉症合参，才能做出正确的诊断。

2. 对于寒证，同是一个迟脉，还须从浮沉两个方面来进行分析。脉浮而迟，是寒邪在表；脉沉而迟，是寒邪在里。

缓脉

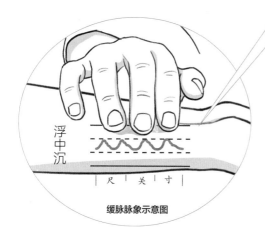

浮中沉

尺 关 寸

缓脉脉象示意图

缓脉主要特征

一息四至，稍快于迟脉，每分钟脉搏 60 ~ 70 次，脉来从容和缓，不疾不徐，似慢而实际不慢，犹如微风拂柳。脉位不浮不沉。

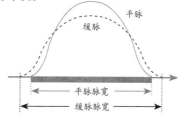

平脉

缓脉

平脉脉宽

缓脉脉宽

脉理

缓脉是一种常脉，同时也是一种病脉。如果是和缓而有力，多属正常；如果是怠慢缓滞，则属病态。

一般来说，病理缓脉的产生原因主要是湿邪黏滞，脾虚失运，气机被湿所困，阻滞脉道，使脉象显得怠慢缓滞。临床中，在疾病恢复期若见此脉，是正气日渐恢复之征，预后良好。

诊脉诀窍

1.首先是把握脉搏跳动的频次，若见一息四至，即每分钟脉搏 60～70 次，大致可判定为缓脉。

2.缓脉多细软无力，但需与常脉的脉象和缓、柔和有力相鉴别。

主病

缓脉主湿证与脾胃虚弱，症见肢重畏寒、泄泻、倦怠、嗜睡等；缓脉也见于气血不足，血脉失于充养，以至于搏动无力，常见肌肤麻木、面色发白等。常见缓脉兼脉可参见表6-29。

表6-29　缓脉兼脉主病

脉象名称	常见病证	鉴别要点	对症方药
缓细脉	多见于湿痹	临床以关节、肌肉疼痛为主症	羌活除湿汤、茯苓汤、二妙汤
缓浮脉	多见于伤寒表虚证	恶风、发热、头痛、自汗，或皮肤瘙痒	桂枝汤
缓沉脉	多见于脾虚、水湿停留	主要见消化系统症状，如胃胀、胃痛、打嗝、反酸、大便溏软	参苓白术散

寸、关、尺三部缓脉主病亦有所区别。

表6-30　寸、关、尺部缓脉主病

脉象名称	主病
寸脉缓	左寸脉缓：为心血虚，多见心虚怔忡、健忘、胸满气短； 右寸脉缓：为风邪伤卫，多见项背拘急、疼痛、自汗恶风

脉象名称	主病
关脉缓	左关脉缓：多为肝血虚弱，见风虚眩晕、左胁胀闷不适； 右关脉缓：为脾弱湿留，多见脘腹胀满、食少、身重
尺脉缓	左尺脉缓：为肾元亏虚，多见腰困、小便数、遗精、发脱齿摇； 右尺脉缓：为下焦阳气衰疲，多见腹冷泄泻、小腹冷痛

相似脉象的鉴别

缓脉与迟脉比较相似，但比迟脉稍快一些（表6-31）。

表6-31 缓脉与相似脉象的鉴别

相似脉象	脉象图	鉴别要点
缓脉		比迟脉稍快一点，一息四至，每分钟脉搏60～70次
迟脉		一息三至，每分钟脉搏60次以下，来去缓慢

个人切脉体会、技巧

缓脉可是常脉，由于它"不浮不沉、不大不小、不虚不实、不迟不数"的特性，通常在初学和练习诊脉的时候，可以将其作为标准来识别其他脉象。

比如，比它接近皮肤的是浮脉，比它接近筋骨的是沉脉，比它大的是洪脉，比它小的是微脉，比它有力的是实脉，比它无力的是虚脉，比它快的是数脉，比它慢的是迟脉，比它流动滑利的是滑脉，比它流动涩滞的是涩脉。

涩脉

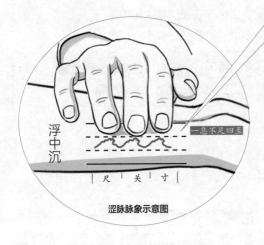

浮中沉

尺 关 寸

涩脉脉象示意图

一息不足四至

涩脉主要特征

涩脉的脉形细小而短，往来艰涩不畅，极不流利，甚至还三五不匀，古人形容它如同"轻刀刮竹"，又如"病蚕食叶""如雨沾沙"。

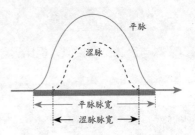

平脉

涩脉

平脉脉宽

涩脉脉宽

脉理

造成涩脉的主要原因有两个：一是由于精伤、血少、津亏，不能荣养脉络，血行不畅，脉气往来艰难，所以脉象涩而无力，此为虚证；二是由于气血瘀滞或湿邪内盛、痰食胶固，气机受阻，血行不畅，所以脉象涩而有力，此为实证。

诊脉诀窍

1.涩脉浮、中、沉均可见，形细而行迟，脉势不匀，脉律不齐，微有歇止。

2.其指感可形容为"轻刀刮竹""病蚕食叶"，即血行迟缓滞涩或血行前却，突然停顿；也可比作"如雨沾沙"，即容易分散，指下感觉有点模糊。

主病

涩脉主津亏血少，多见于男子伤精、女子半产失血、汗出伤津、不孕等证，此时脉涩而无力。涩脉又主气滞、血瘀、夹痰夹食等，如积食、癥瘕积聚等，此时脉涩而有力。

涩脉的兼脉较多，表6-32 中的是较常见的几种。

表 6 - 32　涩脉兼脉主病

脉象名称	常见症状	鉴别要点	对症方药
浮涩脉	多见于伤寒之风湿相搏	身体疼烦，不能转侧，不呕不渴	桂枝附子汤
沉涩脉	多见于里虚血少证	面色苍白或萎黄，头晕眼花，心悸，多梦，面色白，手足麻木，妇女月经量少、闭经	当归补血汤
弦涩脉	多见于气滞血瘀	头疼，急躁易怒，胸胁胀满，胸闷不适	柴胡疏肝散

寸、关、尺三部涩脉主病亦有所区别（表6-33）。

表 6 - 33　寸、关、尺部涩脉主病

脉象名称	主病
寸脉涩	左寸脉涩：多为心血虚少或心脉痹阻，见心悸怔忡、心痛； 右寸脉涩：多为肺气郁滞，见气短、自汗、咳吐涎沫
关脉涩	左关脉涩：多为肝血瘀积或肝虚血弱，见头晕胁痛； 右关脉涩：多为胃阳虚亏、寒凝血滞，见胃脘刺痛
尺脉涩	左尺脉涩：多为肾精亏虚，见腰膝酸困、遗精； 右尺脉涩：多为血虚精亏，见肠燥便秘

相似脉象的鉴别

涩脉与微脉相类似，都是细而无力的脉象，但二者又有所区别。《濒湖脉学》中对此有形象的描述：

参伍不调名曰涩，轻刀刮竹短而难。

微似秒芒微软甚，浮沉不别有无间。

具体而言，微脉较之涩脉更加细而无力，非常微细，在似有似无之间，所以叫秒芒；而涩脉还达不到似有似无的程度，只是往来比较艰涩。

个人切脉体会、技巧

1. 涩脉本身也是一种涩、短、散、止并见的复合脉象，结合现代医学听诊及心电图检查，发现涩脉是"房颤脉"。临床中，当患者确诊为房颤时，去体会涩脉，可以获得客观、准确、规范的脉象信息，这对理解和掌握涩脉有一定的帮助。

2. 涩脉浮、中、沉皆可诊候，重点是指下无滑润感，涩滞不畅，极不流利。

🕊 结脉

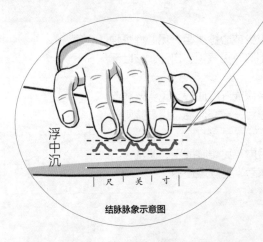

浮中沉

| 尺 关 寸 |

结脉脉象示意图

结脉主要特征

脉来迟缓，脉搏跳动时偶尔会有一次歇止，而后又开始跳动，且每次歇止的间隔没有规律可循。

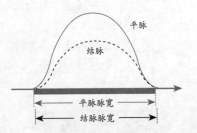

平脉

结脉

平脉脉宽

结脉脉宽

脉理

结脉形成的原因主要有两个：一是阴盛气机郁结，阳气受阻，阻遏气血运行，气血不能接续而时有一止，此时脉结有力，属实证，常见于寒痰血瘀所致的心脉瘀阻证；二是久病虚劳，气血虚衰，无力接续，而见脉缓且时有一止，此时脉结无力，属虚证。

从现代医学角度而言，结脉源于心律失常中的各种过早搏动或传导阻滞等，偶也可见于正常人（但必须排除心脏病）和情志失常、烟酒过量者。一般来说，每分钟内出现7次以下结脉者，称偶发性结脉；每分钟内出现8次以上结脉者，则为多发性结脉，常见于各种器质性心脏病等。

严重的结脉，可发展成为解索脉和鱼翔脉，二者均提示阳气衰竭，为病情危急征象。

诊脉诀窍

结脉浮、中、沉均可见，临诊时主要抓住其"结脉往来缓，时一止复来"的特点。注意：结脉脉力有时正常，有时忽强忽弱，但脉体宽窄无异常。

主病

结脉主阴盛气结、寒痰血瘀、癥瘕积聚、宿食内停等证。又主气危亡，多见心悸惊恐、梦遗、亡精等。其相兼脉常见浮结脉、沉结脉等（表6-34）。

表6-34 结脉兼脉主病

脉象名称	常见病证	鉴别要点	对症方药
浮结脉	寒邪阻滞经络	经脉收缩挛急疼痛，其痛得温痛减、遇寒加剧	防风汤、宣痹达经汤
沉结脉	积气内郁	积聚，心腹胀满，宿食不消化，恶心呕吐，嗳气吞酸	积气丸

寸、关、尺三部结脉主病亦有所区别（表6-35）。

表6-35 寸、关、尺部结脉主病

脉象名称	主病
寸脉结	左寸脉结：多为心阳亏虚、心气痹阻，见胸闷胸痛； 右寸脉结：多为肺虚寒凝，见咳嗽气短、痰饮

脉象名称	主病
关脉结	左关脉结：多为气血瘀滞、经络不畅，见痞块、疝瘕； 右关脉结：多为痰滞食停，多见脘满腹胀、食少泛酸、嗳腐，有时胃痛
尺脉结	左尺脉结：多为肝肾阴虚、气血失养，见关节拘挛、麻木、软弱不用； 右尺脉结：多为阴寒滞留经脉，见关节痛怕冷、寒疝腹痛

相似脉象的鉴别

临床中，结脉须与促脉、代脉相区分（表6-36）。结脉和促脉都呈不规则间歇，但结脉脉来迟缓，促脉脉来急数。代脉脉来也有歇止，但其歇止有规则，比如跳五次停一次，或每跳三次停一次等。

表6-36　结脉与相似脉象的鉴别

相似脉象	脉象图	鉴别要点
结脉		脉来迟缓而呈不规则间歇，脉率一般在一息三到四至
促脉		脉来急数而有不规则的间歇，脉率较快，有时甚至达到一息十至
代脉		脉来缓慢而有规则的歇止，即止有定数，如每跳五次停一次，或每跳三次停一次，甚至有每跳二次停一次的

个人切脉体会、技巧

根据临床观察，一般新发疾病脉结者，多形强气实，举、按都比较有力，常见于外感疾病引发的心肌炎或房室传导阻滞；而久病脉结者或年老气衰脉结者，多表现为缓而无力。

数脉类

数脉类的脉动较快，一息可达五至以上。数脉类脉包括数脉、疾脉、促脉、动脉四种。

数脉

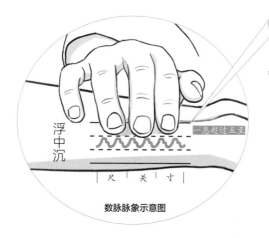

数脉脉象示意图

数脉主要特征

数脉来去急速急迫，一息超过五至，每分钟脉搏在 90 ~ 120 次。

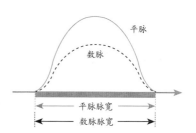

脉理

在临床中，数脉多见于热证，其形成原因有二：一是由于人体热邪亢盛，但正气未衰，邪正搏击，驱使血行加速，因而脉数有力，此为实热证（比如外感热病、脏腑实热、疮疡痈毒）；二是由于人体久病阴虚、虚火上炎，或气虚阴火上乘，驱使血行加速，也可见脉数，但由于正气虚弱，因而脉数无力，此为虚热证。

数脉也可见于虚寒证，是由于人体久病，阴盛阳虚、逼阳外越，或精血巨亏，无法敛阳，阳气上浮，也可见数而无力的脉象，为里虚寒证，此时脉症不相符，需四诊合参。

一般来说，儿童出现数脉多属于正常现象，这是因为儿童为"纯阳之体"，脏腑清灵，气血旺盛，故而血行流利，脉跳较快，尤其是四五岁的儿童，脉搏可达一息八至，六到十多岁的儿童，脉搏可达一息六至，这些情形均不作病脉来讨论。

正常人由于体力劳动、饮酒或情绪激动，也可导致心跳加速，呈现一定程度的数脉，属正常，不做病脉看。

诊脉诀窍

1.诊察数脉要把握其来去急促、一息五至以上、每分钟脉搏 90～120 次的特征进行判断。

2.数脉浮、中、沉部皆可见。

主病

数脉主病，兼热兼虚。以有力无力辨虚实，以兼脉辨表里。其中，有力为实热，无力为虚热，浮数为表热，沉数为里热，洪数阳盛为实热，数细为阴虚内热，数而弦为痰火实热，数而虚为血虚有热等（表6-37）。

表6-37　数脉兼脉主病

脉象名称	常见病证	鉴别要点	对症方药
浮数脉	表热证	发热重，恶寒轻，头痛，咽痛，流涕	桑菊饮
沉数脉	里实热证	身热，口渴喜冷饮，尿黄短，面红，舌红舌干，苔黄厚腻	牛黄清胃丸、白虎汤、承气汤类
洪数脉	实热疮疡	疮疡红肿热痛，或硬结、溃烂、化脓，伴体温升高、身热、面红、舌红	仙方活命饮
数细脉	阴虚内热	手足心热，五心烦热，口干，心烦，失眠，潮热盗汗，口舌咽干	知柏地黄丸、杞菊地黄丸

寸、关、尺三部数脉主病亦有所区别（表6-38）。

表6-38　寸、关、尺部数脉主病

脉象名称	主病
寸脉数	左寸脉数：多为心火炽盛，可见口舌溃烂生疮； 右寸脉数：多为肺热偏盛，可见咽喉肿痛，或咳嗽，或吐血，或见肺痈等

续表

脉象名称	主病
关脉数	左关脉数：多为肝胆火盛，可见目赤肿痛、烦躁、耳鸣、头痛眩晕等； 右关脉数：多为脾胃实热，可见牙痛、头痛、口臭等
尺脉数	左尺属肾，右尺属命门，两尺脉数，多为肾阴亏损、命火旺盛，可出现热淋、遗精、白浊、耳鸣等

相似脉象的鉴别

数脉与紧脉、促脉、动脉有相似之处，但又有所区别（表6-39），《濒湖脉学》中对此有形象的描述：

数比平人多一至，紧来如索似弹绳。

数而时止名为促，数见关中动脉形。

表6-39　数脉与相似脉象的鉴别

相似脉象	脉象图	鉴别要点
数脉		一般人是一息四到五至，但是数脉比一般人多跳一下
紧脉		紧脉有点像数脉，但它绷得很紧，感觉就像去摸一根紧绷的绳子，左右弹动，往来有力
促脉		数脉跳动的时候如果突然停一下，脉有间歇，就是促脉
动脉		脉短如豆，脉长不及三部，滑数有力，具有滑、数、短三种脉象的特征

个人切脉体会、技巧

数脉需辨虚实，一般而言，沉数有力属于实火，沉数无力多属虚火，数大而虚为虚阳外越，数小无力、按之中空为虚寒之征。

疾脉

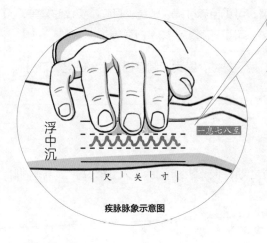

疾脉脉象示意图

疾脉主要特征

疾脉的脉率比数脉更快，可达一息七八至，脉搏每分钟 140 ~ 160 次。

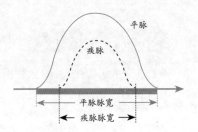

脉理

疾脉主要是由于阳热盛极、阴气欲竭所致，多见于热邪极盛的阶段，如严重结核病、心肌炎等。

若脉快而有力，深按感觉更加有力为实热证，可见于外感热病的高热阶段；若快而无力，深按也无力，则是阴液枯竭、元阳欲脱的表现，多属危重证候。

一般来说，孕妇无病现此脉，为临产脉象，称离经脉；婴儿脉象一息七至多是平脉，不作疾脉看。

诊脉诀窍

1.疾脉轻取即可得，但中取更明显。

2.临诊时把握疾脉极快、一息七八至、每分钟脉搏 140 ~ 160 次的特征进行判断。

主病

疾脉为火相，主阳极阴竭、元气将脱，多见于较危重的病情，平时临诊并不多见，此处不探讨兼脉。寸、关、尺三部疾脉主病区别见表 6-40。

表6-40 寸、关、尺部疾脉主病

脉象名称	主病
寸脉疾	左寸脉疾：多为心火亢极，见心中烦热、口燥咽干、汗多、小便黄或小便疼、涩； 右寸脉疾：多为火热刑金，见咳嗽阵作、气逆、咳痰黄稠、痰中带血
关脉疾	左关脉疾：多为肝阴亏损、肝阳亢盛，见急躁易怒、失眠不安、肋下隐痛不适、视物不清、头晕头痛； 右关脉疾：多为脾阴消竭，见不思饮食、食不化、胃中嘈杂隐痛，或干呕呃逆、口干咽燥等
尺脉疾	左尺脉疾：多为肾阴耗灼，见消瘦、躁扰不宁、骨蒸潮热； 右尺脉疾：多为相火亢盛，见易怒、烦躁、口渴、面红等

相似脉象的鉴别

疾脉与数脉脉象比较接近，但相比数脉更快（表6-41）。一般人是一息四到五至，数脉比一般人多跳一下，疾脉能达到一息七到八至。

表6-41 疾脉与相似脉象的鉴别

相似脉象	脉象图	鉴别要点
疾脉		比数脉更快，每分钟脉搏达 140 次以上，一息七八至
数脉		数脉一息超过五至，每分钟脉搏在 90 ~ 120 次

个人切脉体会、技巧

临床中，疾脉多见于热病的后期，如严重的结核病、心肌炎等。热盛则壮火食气，其气必虚，所以疾脉的脉率越快、脉位越浮，患者的病情就越重，且预后也越差。

促脉

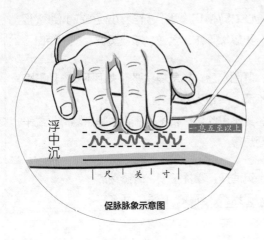

浮中沉

尺 关 寸

促脉脉象示意图

一息五至以上

促脉主要特征

脉来急数，脉搏在跳动的过程中偶尔会出现歇止，每次歇止的间隔没有一定的规律，且歇止的时间也较为短暂，就好像急速走路的人偶尔跌倒似的。

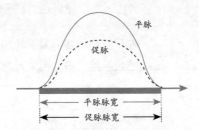

平脉

促脉

平脉脉宽

促脉脉宽

脉理

促脉的形成主要是由于人体阳热盛极，或气血痰饮、宿食郁滞化热，正邪相搏于内，促动血行，因而脉来急数、指下有力。并且，又因邪气阻遏，阴阳不和，脉气不相接续，因此时有一止，止后复来，没有规律。

促脉也可见于虚证，如果人体元阴亏损，脉搏跳动过程中就会出现无规律的歇止，且脉促而无力，为明显的虚脱之象。

诊脉诀窍

1.促脉浮、中、沉均可见，来去都比较快。促脉和数脉颇为类似，但不同的是，它随时都可能出现歇止，且歇止的次数不规律。

2.通常歇止次数少为病轻，歇止次数多为病重，病后出现促脉应格外注意。

3.切脉时应举按并行。

主病

促脉主阳盛热结，以及气血、痰饮、宿食停滞，且此时脉促而有力；并且也主脏气虚弱、阴血衰少。临床常与洪、实、细、弱、滑、数、沉、涩等脉兼见（表6-42）。

表6-42　促脉兼脉主病

脉象名称	常见病证	鉴别要点	对症方药
促而洪实	多见于热盛	喜冷，畏热，好冷饮，身发斑块，大便燥结	化斑汤
促而滑数	多见于肺热痰多	咳嗽喘促，伴黄痰、胸闷不舒	肺热汤
促而细弱	阳虚之象，多见于心阳虚脱	心悸气短，动则更重，神疲乏力，畏寒喜暖，甚或大汗淋漓，头昏眼花，甚则不省人事	桂枝甘草汤合人参汤或参附汤

寸、关、尺三部促脉主病亦有所区别（表6-43）。

表6-43　寸、关、尺部促脉主病

脉象名称	主病
寸脉促	左寸脉促：多为心火亢盛，见面赤、口渴、神昏、烦躁、失眠； 右寸脉促：多为肺热痰壅，见咳喘痰涌、口渴、咽痛
关脉促	左关脉促：多为气滞血瘀，见皮肤丘疹、斑丘疹、大小不等的斑片，潮红、鲜红或深红，散布于体表各处； 右关脉促：多为食伤，见脘腹胀痛、呕恶、食积等
尺脉促	左尺脉促：多为肾阴亏、气阴不续，见遗精、早泄、腰酸膝软； 右尺脉促：多为亡阳，见冷汗、肢厥、面白等

相似脉象的鉴别

临床中，促脉须与结脉、代脉相区分，三者都有间歇性，但又有所不同（表6-44）。《濒湖脉学》中对此有形象的描述：

数而时止名为促，缓止须将结脉呼。

止不能回方是代，结生代死自殊途。

表6-44　促脉与相似脉象的鉴别

相似脉象	脉象图	鉴别要点
促脉		脉来急数而又有不规则的间歇，脉率较快，有时甚至达到一息十至
结脉		脉来迟缓而呈不规则间歇，脉率一般在一息三到四至
代脉		脉来缓慢而有规则的歇止，如每跳五次停一次，或每跳三次停一次，甚至有每跳二次停一次的，脉率可在正常范围内

个人切脉体会、技巧

　　促脉间歇的次数根据病因有所不同，一般来说，阳盛热结证的间歇次数较多，而气血、痰饮、宿食停滞证的间歇次数较少。

动脉

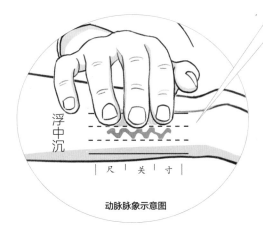

动脉脉象示意图

动脉主要特征

脉来流利、滑数而应指短小，指下滑数如豆般圆滑，无头无尾地突出一点跃然指下，脉长不及三部，关部明显，亦可见于寸部或尺部。

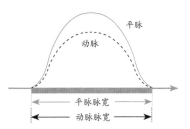

脉理

动脉是一个具有复合因素的脉象，它兼有数脉、紧脉、滑脉、短脉的特点。它的出现多是由于人体内阴阳二气互搏，胜的一方脉气稳定安静，而虚的一方则表现为坚紧有力，形成如豆般圆滑摇动的脉象。此即为脉书中所讲的"阳虚则阳动，阴虚则阴动"的道理。

一般来说，临床中大凡寒胜于阳的疼痛，阴不胜阳的发热，阳不胜阴的自汗，脾胃不和、寒热夹杂的腹泻，气乱内扰的惊悸，阴寒邪盛、经气受伤的经脉拘挛，脏腑传化失职、气血相干的痢疾，阴虚阳盛的男子亡精（即失精、精液亡失）、女子血崩等，都可以见到动脉脉象。

诊脉诀窍

1. 动脉在指感上表现为坚紧有力，呈豆圆形，没有头尾。
2. 关部明显，浮取、中取均可见。

主病

动脉主痛证和惊证，以及自汗、泻痢、男子亡精、女子血崩、痹证等。动脉兼脉并不多见，临床上可见其与弦脉、涩脉相兼（表6-45）。

表6-45 动脉兼脉主病

脉象名称	常见病证	鉴别要点	对症方药
动弦脉	主惊恐	怯弱胆小，面赤，大便青，多烦，睡卧惊惕易醒	益气安神汤
动脉兼见涩象	主肝郁气滞	胸胁或小腹胀满窜痛，情志抑郁，易怒	柴胡疏肝散、四逆汤

寸、关、尺三部动脉主病亦有所区别（表6-46）。

表6-46 寸、关、尺部动脉主病

脉象名称	主病
寸脉动	左寸脉动：多为惊恐伤心，见心悸、惊恐、心中烦乱； 右寸脉动：多为肺卫不固，见自汗、低热
关脉动	左关脉动：多为惊伤胆气，见筋脉拘挛、惊恐； 右关脉动：多为胃肠气血阻滞，见胃脘疼痛、阵发加重
尺脉动	左尺脉动：多为肾阴损伤，见遗精、泄泻； 右尺脉动：多为相火上炎，见眩晕头痛、耳鸣耳聋、心烦多梦、遗精早泄等

相似脉象的鉴别

动脉与短脉有相似之处，但又有所区别（表6-47）。

表6-47 动脉与相似脉象的鉴别

相似脉象	脉象图	鉴别要点
动脉		指感上表现为坚紧有力，呈豆圆形，没有头尾，常兼滑数有力
短脉		脉形均呈短缩现象，不能满部，常兼迟涩

个人切脉体会、技巧

早期的医学典籍中，多认为动脉只限于关部出现。事实上，在临床当中，有时寸、尺两部也可以出现动脉，这点比较符合《濒湖脉学》中所说的"见于关上下"。总之，正如"厥厥然动摇"的特性一样，其搏击在某一部，动脉便出现在某一部。

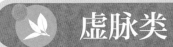

虚脉类

虚脉类的脉象包括虚、细、微、代、短五种脉象。因它们皆应指无力，所以归为一类。

虚脉

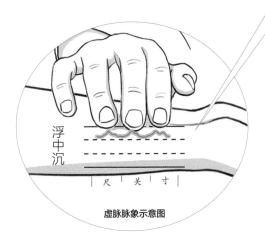

浮
中
沉

尺 关 寸

虚脉脉象示意图

虚脉主要特征

脉来迟缓且浮大而软，中空不足，稍加重按，便全然无力，指下有一种隐隐蠕动、豁然空虚的感觉。虚脉具有脉位在上、气势无力的特征。

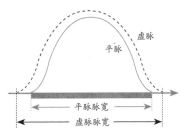

虚脉

平脉

平脉脉宽

虚脉脉宽

脉理

虚脉为"无力""无神"脉的总称，主虚证。其成因主要是由于人体气血两虚，气虚不足以推动血行，则脉来力弱且兼迟象，血虚不足以充养脉道，则脉体浮大形软，故而形成虚脉，如肺痿、伤暑、多汗、惊悸诸证可见虚脉。由于人体感受暑热邪毒，暑热伤津，损伤体阳，气散于外，脉道弛缓豁大，浮显于体表，故而脉来虚弱并兼浮大之象；人体久病阴血亏损，精气内夺，气不充脉，孤阳无依而浮越外张，外有余而内不足，故而脉来形大松软，且鼓搏力减而见虚象和迟象。

诊脉诀窍

1.把握其"浮、迟、大、软"的特点，应指无力，比较松软，稍微重按就会感觉指下空荡荡的。

2.脉宽多大于正常，脉长多不及三部。

主病

虚脉多主虚证，且又有气、血、阴、阳的不同，主要应从其兼脉来区别。譬如虚兼浮象主血虚，虚兼沉象主气虚，虚兼数象主阴虚，虚兼迟象主阳虚等（表6-48）。

表6-48　虚脉兼脉主病

脉象名称	常见病证	鉴别要点	对症方药
虚兼沉象	多见于气虚	身体虚弱，面色苍白，呼吸短促，四肢乏力，头晕，动则汗出，语声低微	补中益气丸、四君子汤
虚兼浮象	多见于血虚	面色淡白或萎黄，唇舌爪甲色淡，头晕眼花，心悸多梦，女性月经量少、色淡	四物汤
虚兼迟象	多见于阳虚	面色苍白，畏寒肢冷，全身无力或肢体浮肿，舌淡胖嫩边有齿痕，苔淡白	理中汤、右归丸、桂枝加附子汤
虚兼数象	多见于阴虚	低热，手足心热，午后潮热，盗汗，口燥咽干，心烦失眠，头晕耳鸣	六味地黄丸、知柏地黄丸

寸、关、尺三部虚脉主病亦有所区别（表6-49）。

表6-49　寸、关、尺部虚脉主病

脉象名称	主病
寸脉虚	左寸脉虚：多为心血亏虚，见心悸、怔忡、头晕目眩、面色少华、耳鸣胸闷、心烦热； 右寸脉虚：多为肺气亏虚，见自汗、气短、喘咳、面色苍白
关脉虚	左关脉虚：多为血不荣筋，见面色无华、目涩眩晕、夜寐多梦、耳鸣、视物不清、肢体麻木； 右关脉虚：多为脾胃虚弱，见食少纳呆、食后脘腹胀满、便溏、少气懒言、四肢倦怠、消瘦、面色萎黄不华
尺脉虚	左尺脉虚：多为肾阴不足，见腰酸膝软、耳鸣耳聋、五心烦热； 右尺脉虚：多为肾阳虚衰，见面白肢冷、脘腹痛、肠鸣腹泻、男子阳痿、女子不孕

相似脉象的鉴别

虚脉和芤脉都有浮大的特点，但二者的指下感觉还是有一些差异的，《濒湖脉学》对此有形象的描述：

举之迟大按之松，脉状无涯类谷空。

莫把芤虚为一例，芤来浮大似慈葱。

具体而言，虚脉浮大，且越加重按越是显得软弱，而芤脉则是于浮大之中却似葱管那样边实中空（表6-50）。

表6-50 虚脉与相似脉象的鉴别

相似脉象	脉象图	鉴别要点
虚脉	浮中沉 尺关寸	轻取迟缓而大，按之无力，稍用力则更觉柔软
芤脉	浮中沉 尺关寸	浮大，但又有似葱管那样边实中空的感觉，浮取有力，中取、重按皆无力，但中取时无力更为突出

个人切脉体会、技巧

1. 一般而言，临床见到虚脉，定是正气虚衰无疑，至于究竟是阳虚、气虚，或是阴虚、血虚，则要结合兼脉以及神、色、舌、症等综合判断。

2. 虽然虚脉常表现为迟缓且浮大而软，然而有些时候，虚脉也不一定必须要有"迟"这个条件，在临床中虚脉和数脉相兼的机会很多，应注意灵活运用。

细脉

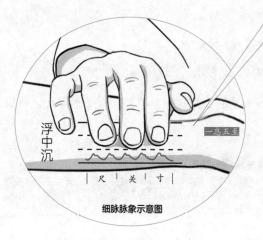

细脉脉象示意图

细脉主要特征

脉管在指下感觉像一根丝线那么细小，但脉体显然，应指起落明显，按之不绝，能分清次数。

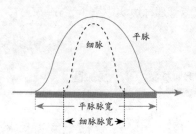

脉理

细脉的形成，主要是由于气血不能充盈、鼓搏血脉而致。其原因，一是气血虚衰，二是寒湿壅遏阳气。二者皆可致脉细，但是虚实各异，以细而无力、有力来区别。

因实而致脉细者，多为阴寒之邪积聚，气血失于温煦，导致脉细且沉按有力；因虚而致脉细者，包括阴、阳、气、血的虚衰，导致脉细而无力。

正常人六脉皆小或一手偏小，脉细而流利充实，则为正常脉，即正常人的"六阴脉"。若冬季，寒气收敛，血脉紧束，这时出现的细脉兼和缓有力，也属于正常脉象。

诊脉诀窍

1.脉位居沉，多中取，也可沉取，寸、关、尺三部皆有。

2.指下感觉极为细软，可以明显地摸到它，没有中断的时候，且能分清次数。

主病

细脉多主诸虚证，常见气少血虚、劳损不足等病证，症见心悸气短、头晕目眩、身倦肢麻、目暗耳聋、多汗、遗精、食少、泄泻等。

细脉可兼沉、弱、涩、数、弦等脉，各种兼脉的主病亦有所区别（表6-51）。

表6-51 细脉兼脉主病

脉象名称	常见病证	鉴别要点	对症方药
细沉脉	多主湿痹	肢体关节困重疼痛、麻木，关节屈伸不利	五苓散、三仁汤
细弱脉	多主气血两虚	少气懒言，神疲乏力，自汗，眩晕，心悸失眠，面色淡白或萎黄	归脾汤、八珍汤
细涩脉	多主血虚	头晕心悸，手足麻木，面色萎黄，妇女月经量少	八珍汤、四物汤、人参归脾丸
细数脉	多主阴虚火旺	潮热盗汗，颧红，腰酸膝软，心烦失眠，耳鸣	六味地黄丸、大补阴丸
细弦脉	多主肝肾阴虚	眼花目干，易疲劳，耳鸣健忘，失眠多梦，腰膝酸软，五心烦热，胁肋隐痛，遗精，不孕	滋水清肝饮

寸、关、尺三部细脉主病亦有所区别（表6-52）。

表6-52 寸、关、尺部细脉主病

脉象名称	主病
寸脉细	左寸脉细：多为心血虚，见心悸怔忡、失眠健忘； 右寸脉细：多为肺阴亏虚，见口干声嘶、潮热盗汗
关脉细	左关脉细：多为肝阴亏损，见急躁易怒、失眠不安、胁下隐痛不适、视物不清、眼睛干涩； 右关脉细：多为脾胃气虚，见脘腹胀满

脉象名称	主病
尺脉细	左尺脉细：多为肾阴亏虚，见腰酸腿无力、倦怠乏力、头晕耳鸣、遗精等； 右尺脉细：多为下元冷惫，见精神萎靡、动则气喘、腰膝酸冷、四肢清冷、腹大胫肿、黎明前泄泻、尿难出或夜尿频数等

相似脉象的鉴别

细脉与微脉、弱脉、濡脉相近，都有脉细弱无力的特征，需要仔细辨别（表6－53），《濒湖脉学》中对此有形象的描述：

浮而柔细知为濡，沉细而柔作弱持。

微则浮微如欲绝，细来沉细近于微。

表6－53 细脉与相似脉象的鉴别

相似脉象	脉象图	鉴别要点
细脉		脉细如头发，脉位居沉，浮、中、沉取皆可见到，但以沉取为多，触感应指明显
微脉		脉位居浮，脉细无力，模糊不清，似有似无，轻按不见，重按欲绝
弱脉		脉位居沉，脉细柔弱，沉取可得，轻取则无
濡脉		脉位居浮，脉细软无力，轻取可得，稍按则无

个人切脉体会、技巧

临床中，女性脉搏细弱，有可能仅仅只是因为个人体质导致的，因为血压偏低会导致脉搏偏弱，并不一定就是疾病引起的，临诊时要仔细加以鉴别。

微脉

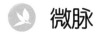

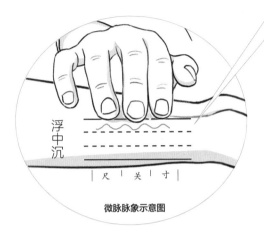

微脉脉象示意图

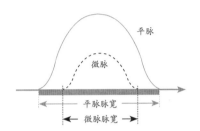

微脉主要特征

微脉极细而软，就好像蛛丝一样，也像羹上的浮油。脉象模糊不清，若有若无，欲绝非绝。

脉理

微脉也是一种具有复合因素的脉象，它兼有细、无力、模糊不清的特点。其成因主要是由于人体阳气衰微，无力推动血行，血微则脉管不充，则见微脉。一般来说，久病脉微是正气将绝的征兆；而新病脉微是阳气暴脱的征象，亦可见于阳虚邪微者，尚或可救。

诊脉诀窍

1.脉位居浮，像要断绝。

2.指下感受轻按则极为细软而无力，按之欲绝，若有若无，至数不明，来去模糊，就好像触摸蛛丝一般。

主病

微脉主阴阳气血诸虚，可见于崩中漏下不止、血虚气陷、脾虚久泻、阳气虚损，或大汗、吐泻不止等。临床中，它常与沉、数、涩等脉相兼（表6-54）。

111

表6-54　微脉兼脉主病

脉象名称	常见病证	鉴别要点	对症方药
微沉脉	主阳虚	畏寒怕冷，全身无力，手脚冰凉，大便稀，小便清，倦怠乏力明显	回阳救急汤
微数脉	主阴虚有热	手脚心发热，周身烦躁，口干，咽干，睡时冒汗	大补阴煎、一阴煎
微涩脉	主亡血	多由于大汗不止或吐泻过度等致阳气突然衰竭，出现虚脱症状；吐血、衄血、便血、尿血等失血量较多，血气亏损，也可见亡血虚脱症状	独参汤

寸、关、尺三部微脉主病亦有所区别（表6-55）。

表6-55　寸、关、尺部微脉主病

脉象名称	主病
寸脉微	左寸脉微：多为心气血两虚，见面色萎黄、少气懒言、形体消瘦、心悸失眠、肢体麻木； 右寸脉微：多为气促痰凝，见气喘、咳嗽、白痰，可见于慢性阻塞性肺疾病
关脉微	左关脉微：多为肝阴阳亏虚，见头目眩晕、手足厥冷、肢体麻木； 右关脉微：多为胃寒，见脘腹胀满冷痛、嗳气纳呆、呕吐清水
尺脉微	左尺脉微：多为精血亏虚，见男子伤精、女子崩漏； 右尺脉微：多为命门火衰、元阳消亡，见脐下冷痛、泄泻下痢、四肢厥冷、汗出而凉等

相似脉象的鉴别

微脉在临床中主要应与细脉进行鉴别（表6-56）。对此，《濒湖脉学》中有形象描述：

微脉轻微瞥瞥乎，按之欲绝有如无。

微为阳弱细阴弱，细比于微略较粗。

具体而言，微脉的指感似有似无，模糊难辨，其因是阳气的衰竭；而细脉则稍为大一些，可以明显触摸得到，其原因是营血虚少。

表6-56　微脉与相似脉象的鉴别

相似脉象	脉象图	鉴别要点
细脉		脉位居沉，脉力较正常稍软，脉细如头发，浮、中、沉取皆可见到，但以沉取为多，触感应指明显
微脉		脉位居浮，脉细无力，模糊不清，似有似无，轻按不见，重按欲绝

个人切脉体会、技巧

1. 在临床中，微脉是一种极为难求的脉象，因此需要医者临诊前保持虚静的状态，若医者心神浮越，不能虚静，就容易发生误诊。

2. 微脉取脉深浅主病有所区别，一般来说，轻取似无是阳气衰，重按似无是阴气竭。

3. 微脉脉道宽度小于正常，脉长不及三部，切脉时轻取即感觉脉体细而应指无力，似有似无。

代脉

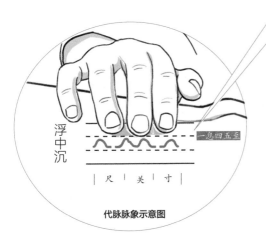

代脉脉象示意图

代脉主要特征

脉搏跳动过程中时见一止，但为有规律的歇止，且每次歇止时间较长。

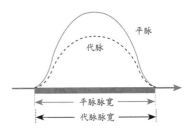

脉理

代，即更新代替之意。临床中，代脉既是一种生理脉象，也是一种病理脉象。

一般来说，孕三月脉有代象，是因为胎儿发育，五脏精气聚于胞宫，以养胎元，气血相对不足，脉气一时不接续，而当脾胃气血生化之力增强后，代脉就会自行消失。但代脉并非妊娠必见之脉，多见于母体虚弱，无力供养胎元。

作为一种病理脉象，它的出现通常主要有两种原因：一是由于人体暴病，气血乍损，一时不能接续而见脉有代象，如霍乱、吐泻等，为实证；二是由于脏气衰微、气血亏损所致，多见于久病、元气衰败的人，为虚证。此外，跌打损伤、风痛等证，因一时气血受阻，也可见代脉。

诊脉诀窍

1. 出现代脉时，一般脉率在正常范围。

2. 代脉的歇止有两个特点：一是前后歇止的间隔均匀且有定数，非常规律；二是歇止的时间相对较长。

主病

1. 主脏气衰微、元阳亏虚；

2. 主风证，即外感邪气的外风证和人体气血阴阳虚损引起的内风证；

3. 主痛证，主要是人体邪气阻滞经络气血引起脉气不连续而出现停搏的情况。

代脉兼脉不同，主病亦有不同，治疗也不同（表6-57）。

表6-57　代脉兼脉主病

脉象名称	常见病证	鉴别要点	对症方药
代而迟缓	多主脾胃气绝	食欲差，进食缓慢，腹部鼓胀，食物不消化，少气懒言，神疲乏力，面色萎黄，伴腹部胀满	附子理中汤
代而细数	多主阴血亏虚	心悸心烦，失眠多梦，手足心热，口咽干燥	天王补心丸

续表

脉象名称	常见病证	鉴别要点	对症方药
代而微细	多主津液枯干	皮肤干燥，头发枯槁，汗少或无汗，小便短少，大便秘结，咽干唇焦而口渴	沙参麦冬汤、六味地黄汤

寸、关、尺三部代脉主病亦有所区别（表6-58）。

表6-58　寸、关、尺部代脉主病

脉象名称	主病
寸脉代	左寸脉代：多为气阴两伤，见胸满气短、心悸、左胸有压缩感； 右寸脉代：多为胸中气滞水积，见胸痛胸闷、气短不足以息、自汗
关脉代	左关脉代：多为肝气郁结、瘀血内停，见胁肋作痛或不舒、积聚痞块、脘闷不想吃饭； 右关脉代：多为脾胃衰竭、经络不畅，见胃脘胀痛、饥不思食
尺脉代	左尺脉代：多为肾气虚极、浊阴不降、水湿泛滥，见腹胀如鼓、青筋暴露、面浮身肿、呕吐恶冷； 右尺脉代：多为脾肾衰败、脉道气阻，见腰酸冷痛、腹胀痛，或吐泻交作，不想吃饭

相似脉象的鉴别

代脉和结、促二脉类似，都有间歇性，但在迟缓和间歇的规律性方面又有所不同（表6-59），《濒湖脉学》中对此有形象的描述：

数而时止名为促，缓止须将结脉呼。

止不能回方是代，结生代死自殊途。

表 6 -59　代脉与相似脉象的鉴别

脉象名称	脉象图	鉴别要点
代脉		脉来缓慢而有规则的歇止，如每跳五次停一次，或每跳三次停一次，甚至有每跳二次停一次的，脉率在正常范围内
促脉		脉来急数而又有不规则的间歇，脉率较快，有时甚至达到一息十至
结脉		脉来迟缓而呈不规则间歇，脉率一般在一息三到四至

个人切脉体会、技巧

　　代脉特点是其搏动有一定的止数，歇止一次，再来时照常跳动，歇止有一定常数，良久方来。

短脉

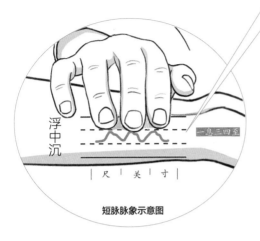

短脉脉象示意图

短脉主要特征

短脉比正常的脉象短小，首尾俱俯，中间突起，脉形不超过寸、关、尺三部，但见于寸、关、尺某一部，一般多见寸、尺部短缩，而关部显现，状如米粒，又如龟藏头缩尾。

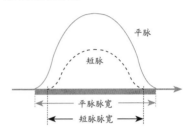

脉理

短脉兼有常脉和病脉两种性质。李时珍说："长脉属肝宜于春，短脉属肺宜于秋。但诊肺肝，则长短自见。"作为肺之常脉，一般来说，秋气敛肃，人应天时，气血内敛，无力充盈鼓荡血脉，因而脉见短象。

病理性短脉的形成有两个方面因素：一是气虚，气虚则既无力鼓动血行，又无力帅血以充盈脉管，以致脉短而无力，此为虚证；二是气滞，因七情所伤，或痰饮、食积、瘀血、火郁等邪气壅结，阻遏气机，可致脉短而有力，兼有不肯宁静之感，此为实证。

诊脉诀窍

1.因短脉首尾俱俯、中间突起，一般来说关部应指比较明显，寸、尺两头有不足之感，要么是寸部不足，要么是尺部不足，且在两部搏动的时间也非常短暂，刚一应指便立即回避开了。因此，切脉时除三指举、按、推寻之外，还需轻轻循抚，上下寻取。

2.短脉脉宽一般小于正常脉宽。

117

主病

短脉主气病，有力为气滞，无力为气虚。气滞者见宿食不消化、脘腹满胀、痰多咳嗽等；气虚者见短气形寒、头晕心悸等。

另外，短脉兼脉不同，主病亦有所不同，治疗亦不同（表6-60）。

表6-60　短脉兼脉主病

脉象名称	常见病证	鉴别要点	对症方药
短浮脉	肺伤气虚	咳喘无力，气短，动则益甚，痰液清稀，声音低怯，神疲体倦，面色㿠白，畏风自汗	人参健脾丸、玉屏风散、参芪丸等
短滑脉	痰浊郁热	咳嗽，痰黄稠，咯吐不爽，鼻塞流浊涕，咽痛声哑，舌质红	清金化痰汤清火涤痰汤
短涩脉	心损气虚	心悸，气短（活动时加剧），胸闷不舒，自汗	归脾汤、柏子养心丸
短沉脉	痞证	胸闷胸胀不适，呕恶上逆，头晕目眩，不思饮食	枳实消痞丸
短迟脉	虚寒	怕冷，身体寒冷，腹痛，腹泻，腰膝酸软，四肢乏力	理中汤

寸、关、尺三部短脉主病亦有所区别（表6-61）。

表6-61　寸、关、尺部短脉主病

脉象名称	主病
寸脉短	左寸脉短：多为心气血亏虚，见心悸气短、失眠多梦、头晕等；右寸脉短：多为肺气虚弱，见气短喘促、声音低微、畏风自汗
关脉短	左关脉短：多为肝气损伤，见胁肋胀闷、不适或者疼痛，口苦，目眩头晕，善叹息；右关脉短：多为膈间窒塞，见胸膈疼痛、食少呃逆、呕吐恶心

脉象名称	主病
尺脉短	左尺脉短：多为寒滞下焦，见少腹拘急冷痛、小便不利、便结不下； 右尺脉短：多为真阳衰弱，见腰膝酸软、梦遗滑精、畏寒肢冷、腹部冷痛、五更泄泻等

相似脉象的鉴别

短脉与涩脉都具有短的特征，且秋季常见，容易混淆，需要注意区分。对此，《濒湖脉学》中有形象的描述：

两头缩缩名为短，涩短迟迟细且难。

短涩而浮秋喜见，三春为贼有邪干。

具体而言，短脉脉体短小无力，不及本位；而涩脉的脉体细小而短，往来艰涩不流畅，甚至还三五不匀。也可以说，涩脉里面包含短脉的因素，但短脉里面却不包含涩脉的因素。

个人切脉体会、技巧

许多医者对于短脉的正常脉象和病理脉象往往分不清楚，这里根据经验做一说明。

一般来说，如果短脉出现在秋季，并出现在右寸脉位，而且脉象有和缓之象，兼见浮、涩表现，符合时令作用于人体的特点，这样就是正常的短脉。但若非其时、非其部，那就是病脉了。

另外，短脉之短，并非两头断绝，只是两头沉缩，脉气还是贯通的。

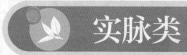

实脉类

实脉类的脉象包括实、滑、弦、紧、长五种脉象。因它们的搏动力量强，所以归为一类。

实脉

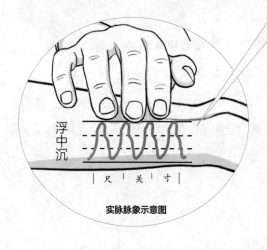

实脉脉象示意图

实脉主要特征

无论寸、关、尺三部还是浮、中、沉三候应指均有充实感，脉体形大且长，并且稍带弦象，搏动强劲有力。

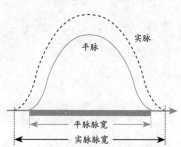

脉理

实脉是有力脉的总称，它具有大、长、弦、有力的复合因素。其成因主要是由于人体邪气（热邪）亢盛而正气未虚，正邪相搏于内，气血壅盛，充实脉管，脉管呈紧张状态，所以脉来去皆充实有力。

另外，实脉也见于正常人（但必须兼有和缓之象），若两手六脉皆实大而无病者，是人体气血旺盛的表现。

诊脉诀窍

1.临诊时，若在寸、关、尺三部及浮、中、沉三候都能见到大而长且指感坚实有力的脉象，即为实脉。

2.实脉脉宽大于正常，脉长超过寸、关、尺三部，来去皆盛。

主病

实脉主实证，如外邪入里，热蕴三焦，出现壮热、狂躁、谵语、便秘、口舌生疮、咽肿舌强诸症；或为食滞中阻，或为寒积稽留，而致腹胀拒按、大便坚硬；或痰火扰心而发狂乱奔；或热毒盛而致疮疡痈肿等。注意：若久病反见实脉，为孤阳外脱，病势凶险，预后不良。

实脉兼脉较常见，但多主实证（表6-62）。

表6-62　实脉兼脉主病

脉象名称	常见病证	鉴别要点	对症方药
实滑脉	主痰火内盛	发热，口渴，心胸憋闷，气促，咳黄痰，咽喉肿痛，舌红苔腻	清气化痰汤
实数脉	主腑实热结	腹部绞痛阵作、休时如常，或可扪及肿块，呕吐，腹胀，大便秘结，口干舌燥	承气汤类
实弦脉	主肝气横逆	情志抑郁，胸闷，喜叹气，脘腹胀闷，嗳气反酸，恶心呕吐，口苦口干	柴胡疏肝散
实洪脉	主热邪偏盛	发热，喜冷恶热，口渴欲饮，面赤，烦躁，小便短黄，大便干而难下，舌红，苔黄燥少津	白虎汤

寸、关、尺三部实脉主病亦有所区别（表6-63）。

表6-63　寸、关、尺部实脉主病

脉象名称	主病
寸脉实	左寸脉实：多为心中积热、火邪上炎，见口舌生疮、咽干口燥、舌强不语； 右寸脉实：多为肺热毒损伤、气机郁闭，见气短胸满、咽喉干痛、咳逆喘促、有痰

脉象名称	主病
关脉实	左关脉实：多为肝胆气郁，见胁肋胀痛、难以转侧、少食腹胀； 右关脉实：多为邪毒犯胃，见脘腹胀满、食少且难以消化、胃痛拒按
尺脉实	左尺脉实：多为湿热蕴结膀胱，见小腹胀痛、小便赤涩而痛； 右尺脉实：多为湿热蕴结大肠，见腹胀便秘，或腹痛下痢

相似脉象的鉴别

实脉与紧、牢二脉同为脉势较强的脉象，需要注意区别（表6-64），《濒湖脉学》中对此有形象的描述：

实脉浮沉有力强，紧如弹索转无常。

须知牢脉帮筋骨，实大微弦更带长。

表6-64　实脉与相似脉象的鉴别

相似脉象	脉象图	鉴别要点
实脉		寸、关、尺三部及浮、中、沉三候应指均坚实有力，脉宽大于正常，脉长超寸、关、尺三部
紧脉		脉的紧张度较大，但像按在拉紧的绳索上，左右弹动，脉宽大于正常，脉长也超寸、关、尺三部
牢脉		脉象沉实有力、形大弦长，浮取、中取空虚，重按有力。脉宽一般，脉长超寸、关、尺三部

个人切脉体会、技巧

根据临床观察，一些久病虚证也可见实脉，此为孤阳外脱、脉症相反的假实脉，一定要脉症合参加以辨别。对于这种情况，清代医家张秉成有言："虚病得实脉，久按之必来盛去衰，盖假者不能久持，终则现其本。"也就是说，一定要反复诊察，避免误诊。

滑脉

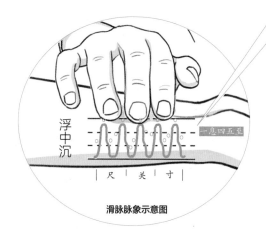

滑脉脉象示意图

滑脉主要特征

滑脉跳动圆滑如珠，搏动极其流利，常给人一种反复旋转、圆滑自如的感觉。

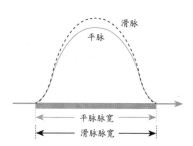

脉理

邪气盛于体内，正气不衰，气实血涌，所以脉往来流利，应指圆滑——病理性滑脉。

病理性滑脉的形成是由于人体痰湿留聚、食积饮停，邪气充渍脉管，所以脉见圆滑流利；又由于火热之邪波及血分，促动血行加快，所以脉来亦滑兼数。

脉象圆滑流利是脉有胃气的标志之一，因此滑脉也是一种生理脉象，妊娠期妇女多见滑脉，即孕脉，或称喜脉，这是气血充盛、调和的表现。生理性滑脉还可见于运动员和年轻人。

诊脉诀窍

1.切脉时可举按兼用，滑脉浮、中、沉取皆可得。

2.指下感觉脉搏往来流利，形态圆滑，就好像圆珠一样流畅地由尺部向寸部滚动。有条件的也可多感受孕妇的滑脉脉象，以资借鉴。

3.滑脉脉宽正常或稍宽，脉长可及寸、关、尺三部。

主病

滑脉主痰湿、食积和实热等，多见痰鸣、咳喘、嗳气、腹胀、便秘等症。注意：虚热证患者有时亦可见滑脉，应指有一定的空虚感。

滑脉可兼浮、弦、迟、数等脉象，兼脉不同，主病亦不同，要注意鉴别（表6-65）。

表6-65　滑脉兼脉主病

脉象名称	常见病证	鉴别要点	对症方药
浮滑脉	风痰	喘咳，咳白色泡沫，胸肋满闷，头晕目眩	清气化痰汤
迟滑脉	泄泻	腹痛，腹泻，水样便，发热，肛门灼热不适	葛根黄芩黄连汤
滑数脉	痰热、内热食积	哮喘，痰黄而稠，很难咳出，发热、面赤，心烦口渴，小便黄，便秘；食积者可见脘腹胀满、疼痛拒按、恶心呕吐等	清金化痰汤、小陷胸汤、保和丸
滑弦数脉	肝火夹痰	情绪烦躁，失眠头痛，面红目赤，胁胀，无食欲，便秘	龙胆泻肝丸

寸、关、尺三部滑脉主病亦有所区别（表6-66）。

表6-66　寸、关、尺部滑脉主病

脉象名称	主病
寸脉滑	左寸脉滑：多为痰热扰心，见失眠、心悸、烦躁、眩晕； 右寸脉滑：多为痰饮聚肺，见气喘咳嗽、胸满吐逆
关脉滑	左关脉滑：多为肝胆郁热，见头痛、胁胀、目赤、耳鸣、口苦、尿黄等症； 右关脉滑：多为脾胃积热，见吞酸嗳腐、恶心呕吐、口臭、食物不消化等症

脉象名称	主病
尺脉滑	左尺脉滑: 多为湿热蕴结膀胱, 见小便短赤不利、尿涩黄赤、尿时热痛; 右尺脉滑: 多为湿热蕴结肠中, 见腹痛、下利脓血便、里急后重

相似脉象的鉴别

滑脉与数脉很容易混同, 要注意区分, 对此,《濒湖脉学》中有形象的描述:

> 滑脉如珠替替然, 往来流利却还前;
>
> 莫将滑数为同类, 数脉惟看至数间。

具体而言, 数脉显而易见的特征是至数上的增加 (脉速快), 而滑脉则是搏动得比较流利圆滑。

个人切脉体会、技巧

临床中, 浮、中、沉取滑脉, 其指下感受也有一定程度的不同。

1. 浮取得脉。指目得脉后, 轻轻按在脉管上, 可以感到脉气在脉皮下如同波浪般一涌而过, 没有太大的波动起伏, 往往不留神很难感觉得到。这类浮滑的脉象, 常常提示痰浊凝结的程度相对较轻较浅。

2. 中取得脉。"浮取得脉, 中按得滑之脉气", 在这个阶段已经能够体会类似滚珠的感觉了。这类滑脉的出现, 常常提示热盛、痰浊结聚较盛或痰热内结的可能。

3. 沉取得脉。这一阶段真的就像是珠子在指下的样子了, 这类滑脉代表痰浊结聚非常深。

弦脉

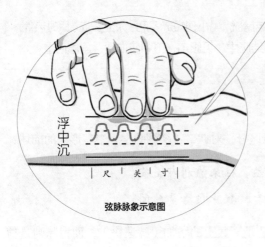

弦脉脉象示意图

浮中沉

| 尺 | 关 | 寸 |

弦脉主要特征

脉体端直且长，脉道较硬、脉势较强，诊脉时有挺然指下、直起直落的感觉，程度轻的像按在琴弦上，重的像按在弓弦上，甚则如循刀刃。

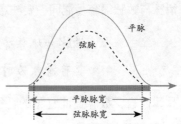

平脉

弦脉

平脉脉宽

弦脉脉宽

脉理

弦脉，在时应春，在脏应肝，所以它既是一种生理脉象，也是一种病理脉象。作为生理脉象，许多人在春天都可见此脉象，但一般指下有柔和之感。然而，作为一种病理脉象，弦脉就显得僵直而缺少柔和之象。一般来说，造成病理性弦脉的成因有几个方面。

一是肝主筋，脉管的柔软、弦硬与筋的弛缓、强劲之性相同。肝以自身的疏泄来调达气机，情志不舒、邪气、诸痛、痰饮均会导致肝失疏泄，气机不畅，阴阳不和，脉气紧张，所以脉来弦硬。

二是胆与肝相表里，主升发，归经少阳。若疟邪为病，潜于机体半表半里，少阳枢机不利，也可见脉弦硬。

三是人体虚劳内伤、中气不足，或是肝病累及肾脏，阴虚阳亢，也会出现弦脉。

此外，健康人步入中年以后，脉象也兼弦；而老年人脉弦，则是精血衰减、脉管失养而弹性降低的表现。

诊脉诀窍

1.寸、关、尺三部均可见，脉宽稍细或正常。

2.指下感觉呈条状，端直而长，直起直落，如按在琴弦、弓弦上一般，缺乏柔软之意，也缺乏波动感。

主病

●主肝胆病，如症见胸胁胀痛、烦躁、嗳气等的肝气郁结证；或症见嗳气、泛酸、腹胀便溏等的木（肝）旺乘土（脾）证；或症见头痛目赤、心烦易怒、咯血等的肝火上炎证；或症见眩晕昏仆、手足挛急、震颤等的肝阳化风证。

●主疼痛，如腹痛、寒疝疼痛等。

●主痰饮、咳喘、短气、心悸等。

●主虚证，见虚劳、盗汗、劳倦、失精等。

弦脉兼脉较多，兼脉不同，主病亦不同，临床治疗也不同（表6-67）。

表6-67 弦脉兼脉主病

脉象名称	常见病证	鉴别要点	对症方药
弦浮脉	主痰饮（饮停心肺）	咳喘胸满，甚至不能平卧，痰多如白沫，甚则可见面目浮肿	小青龙汤
弦沉脉	主肝郁气滞	情志抑郁，胸闷，胸胁部胀痛，善叹息	柴胡疏肝散
弦数脉	主肝热、肝火	头晕，头痛，失眠，烦躁易怒，口苦，目赤	龙胆泻肝汤
弦细脉	主肝肾阴虚	头晕目眩，目干、视物昏花，耳鸣，五心烦热，失眠多梦	归芍地黄汤
弦紧脉	主寒痛	各种因寒邪导致的疼痛，遇寒冷则加重；下腹胀痛，牵引睾丸坠痛，肢冷畏寒，舌苔白滑	寒痛散

寸、关、尺三部弦脉主病亦有所区别（表6-68）。

表6-68 寸、关、尺部弦脉主病

脉象名称	主病
寸脉弦	左寸脉弦：多为外邪郁闭、胸阳失宣，见胸中窒闷疼痛； 右寸脉弦：多为寒邪痰饮阻肺，见胸膈闷痛、痰白清稀，或兼头痛、恶寒

续表

脉象名称	主病
关脉弦	左关脉弦：多为肝气郁结、脉络痹阻，见胸胁胀满、嗳气、善太息、癥瘕积聚等； 右关脉弦：多为寒侵脾胃、气机阻滞，见脘腹疼痛、喜温喜按、少食呃逆等
尺脉弦	左尺脉弦：多为水饮停聚下焦，见寒疝、小腹胀痛或坠痛； 右尺脉弦：多为寒邪凝滞下焦、气机拘急阻滞，见小腹疼痛、踝足挛急等

相似脉象的鉴别

临床中，弦脉与紧脉、牢脉应该区分清楚（表6-69）。对此，《濒湖脉学》中有形象的描述：

弦来端直似丝弦，紧则如绳左右弹。

紧言其力弦言象，牢脉弦长沉伏间。

表6-69　弦脉与相似脉象的鉴别

相似脉象		鉴别要点
弦脉		脉的紧张度较大，指下挺然，端直以长，有直起直落、如按琴弦之感
紧脉		同样脉的紧张度较大，但像按在拉紧的绳索上，左右弹动、弹动无定位
牢脉		是沉、长、实、大、弦的复合脉，与弦脉比较，有沉、实、大三方面的不同，浮取、中取空虚，沉取才摸得到，可看作是沉位的长弦脉

个人切脉体会、技巧

在临床中，有时候我们还会遇到一种特殊脉象，那就是只能在关部或尺部的一部脉中感觉到弦脉，这种也是弦脉，即短弦脉，或称"小弦脉"。这种脉象多主气郁，一般多见于女性，主要是和肝气不疏、情志不畅有关。这种情况下，通常要以疏解患者的不良情绪为主，心情舒畅则脉弦自解。

紧脉

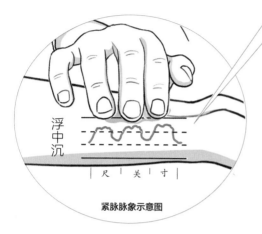

浮中沉

| 尺 | 关 | 寸 |

紧脉脉象示意图

紧脉主要特征

脉体绷得很紧，指感就好像是去摸一根拉得很紧的绳子，比较硬而有劲，而且左右弹手，往来有力。

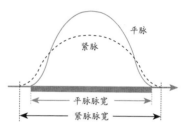

脉理

紧脉，即脉来紧急有力，它的形成诱因主要是寒。由于寒属阴邪，主收引凝滞、困遏阳气，所以当人体受寒邪侵袭，脉管就会收紧而拘急，在正气不衰的情况下，正邪之间相争剧烈，气血向外冲击有力，故而脉来绷急而搏指，像牵绳转索一般。

诊脉诀窍

1. 紧脉浮、中、沉取均可见，按之有余，举之甚数。

2. 无论轻举或重按，脉的搏动都像绳索绞转般紧急有力，在一条直线上转动，且有左右位移感。

3. 紧脉的指感较之弦脉更加绷急有力，但脉体较弦脉柔软。

4. 脉宽大于正常，脉长可超寸、关、尺三部。

主病

紧脉主寒证、痛证及食滞胃肠证，尤其以寒证最多，可见无汗、发热、恶寒、头项痛、腰背拘急、身体疼痛、咳喘等症。痛证，如心下痛、腹痛、腰背痛、下肢痛、疝气痛等多表现为紧脉。

临床中，紧脉常与浮、沉、实、涩等脉象兼见（表6-70）。

表6-70　紧脉兼脉主病

脉象名称	常见病证	鉴别要点	对症方药
浮紧脉	多见于风寒感冒	恶寒重，发热轻，无汗，头痛，肢节酸疼，鼻塞流涕，咽痒咳嗽，痰稀薄色白，舌苔薄白而润	麻黄汤
沉紧脉	主寒积腹痛	腹痛，得热稍止，得寒更甚，手脚冰凉，口吐清水，腹胀，肠鸣，排气增多，腹泻或便秘	附子理中丸、良附丸
紧实脉	主胀痛	胸胁脘腹等处胀痛，时发时止	柴胡疏肝散
紧涩脉	主寒痹	关节肿大、疼痛、酸楚、麻木、屈伸不利，遇寒则疼痛加重，得热则症状减轻，昼轻夜重，痛处不红，触之不热	独活寄生丸、乌头汤

寸、关、尺三部紧脉主病亦有所区别（表6-71）。

表6-71　寸、关、尺部紧脉主病

脉象名称	主病
寸脉紧	左寸脉紧：多为寒邪袭表，见头痛、目痛、项强等； 右寸脉紧：多为寒邪束肺，见鼻塞、咳嗽、胸满气短、咳吐寒痰
关脉紧	左关脉紧：多为寒凝肝脉，见胁肋痛、腹满痛、关节筋挛拘急； 右关脉紧：多为寒邪侵袭脾胃，见胃脘胀痛、呕吐呃逆、不欲食
尺脉紧	左尺脉紧：多为寒邪积滞下焦或小腹，见腰腹痛、阴囊冷痛、小便不畅； 右尺脉紧：多为寒滞小腹，见寒疝、奔豚等

相似脉象的鉴别

紧脉和弦、实二脉相类似，都比较搏指有力，但三者又有所不同（表6-72）。

表6-72 紧脉与相似脉象的鉴别

相似脉象		鉴别要点
紧脉	浮中沉 尺关寸	脉的紧张度较大，但像按在拉紧的绳索上，左右弹动，弹动无定位
弦脉	浮中沉 尺关寸	脉的紧张度较大，指下挺然，端直以长，有直起直落，如按琴弦之感
实脉	浮中沉 尺关寸	无论在浮部或沉部应指均坚实有力，脉宽大于正常，脉长超寸、关、尺三部，来去皆盛

个人切脉体会、技巧

1.通过临床观察，一般来说紧脉的脉率相对快一点，有时候能达到六至，轻举尚不能完全感受紧脉的形势，因而指下须稍用力才可以感受得到紧脉的脉形和脉势。

2.临床中，很多医者常常分不清紧脉和弦脉，这里用一个形象的比喻来说明：紧脉就好比是一根橡皮管，弹性好，可以很好地通过扩张来缓冲脉波的侧压；而弦脉则好比是一根消防管，弹性相对较差，脉波来时脉管的扩张不明显。并且，从搏动形态来看，弦脉是上下跳动，而紧脉则是左右摆动加上下跳动。

长脉

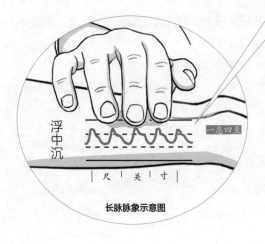

长脉脉象示意图

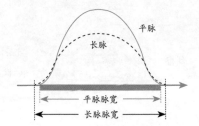

长脉主要特征

长脉比正常的脉象要长而直，脉搏的跳动范围显示较长，能够超过寸、关、尺三部。

脉理

长脉具有正常脉象和病理脉象两种性质。

一般来说，春脉可长，因为春天为阳气生发之时，气张而脉长，呈现柔和安定的状态，此时的长脉属于平脉。《素问·脉要精微论篇》中说"长则气治"，"治"是盛满调平的意思，即长脉是人体气血充盛、气机调达的表现，因此为正常脉象。

如果脉来长而弦硬，像是紧绷的绳子，无柔和之象，或者像是顺着抚摸长竿那样感到硬直，便属于病脉。

病理性长脉的形成原因主要是由于肝阳有余，阳盛内热，邪气方盛，充斥脉道，加上邪正相争，所以脉象显得长而满溢，超过寸、关、尺三部。

诊脉诀窍

1.长脉脉象指下感觉脉体硬直且较长，脉搏跳动的应指范围超过寸、关、尺三部，向前超过寸部至鱼际（称为溢脉），向后超过尺部向肘的方向延长（称为覆脉）。

2.一般来说，以尺脉长为多，寸脉长次之，关脉无长，这点当须谨记。

3.长脉脉宽正常或稍大于正常。

主病

长脉主三焦烦热、阳毒内蕴、阳明热结，或肝病肋痛眩晕，以及癫痫、疝气、痰浊诸证。

临床中，长脉可兼滑、浮、弦、洪等（表6-73）。

表6-73　长脉兼脉主病

脉象名称	常见病证	鉴别要点	对症方药
浮长脉	外感	外感病有外感风、寒、暑、湿、燥、火之别	根据症状选择相应的药物
长洪脉	热甚	全身高热，频繁出汗，口渴喜冷饮，癫狂，或惊搐谵语	白虎汤
长弦脉	肝病	腹胀，腹痛，恶心厌食，食后反胃，或有黄疸、口干、尿液发黄、大便发干	四逆汤合左金丸、逍遥散
长滑脉	痰热	咳嗽，咳黄黏痰或脓血痰，痰黏稠不易咳出，伴有声高气粗，胸胁胀满、疼痛或不舒服，小便黄，大便干	清金化痰汤

寸、关、尺三部长脉主病亦有所区别（表6-74）。

表6-74　寸、关、尺部长脉主病

脉象名称	主病
寸脉长	左寸脉长：多为心火旺，见悸烦不宁、眠少梦多、手足心热、盗汗、口干舌燥； 右寸脉长：多为痰气郁肺，见咳嗽痰多、呃逆、嗳气、呕吐
关脉（无长）	—

脉象名称	主病
尺脉长	左尺脉长：多为下焦寒气上冲，见奔豚、少腹攻冲痛； 右尺脉长：多为相火妄动，见眩晕头痛、五心烦热、耳鸣耳聋

相似脉象的鉴别

长脉和弦脉在临诊时容易混同，应注意加以区分。对此，《濒湖脉学》中有形象的描述：

过于本位脉名长，弦则非然但满张。

弦脉与长争较远，良工尺度自能量。

弦脉虽长，只是相对于其他脉象而言，不会超出本位，但长脉超越了寸、关、尺的部位。另外，在形态上，弦脉如按弓弦，指下有劲急感，直起直落，弛张度大，而长脉则长而不急。

个人切脉体会、技巧

1. 一般来说，长得高瘦的人容易脉长，若脉象从容缓和，属正常脉象，在临诊中应注意与病理脉象加以区别，以免误诊。

2. 判断正常长脉，要把握三点：一是空间上的形体之长，超过本位，如循长竿；二是脉形有绵绵之势，明代医家李中梓《新著四言脉诀》中说，长脉有连绵的表现是最好的；三是从容缓和，即指下的感觉是有力而软弱、饱满而不实、宽松但不懈，且没有紧张之感。

附录1：《濒湖脉学》原文

［序］

李时珍曰：宋有俗子，杜撰《脉诀》，鄙陋纰缪，医学习诵，以为权舆，逮臻颁白，脉理竟昧。戴同父常刊其误，先考月池翁，著《四诊发明》八卷，皆精诣奥室，浅学未能窥造。珍，因撮粹撷华，僭撰此书，以便习读，为脉指南。世之医、病两家，咸以脉为首务，不知脉乃四诊之末，谓之巧者尔。上士欲会其全，非备四诊不可。

明·嘉靖甲子上元日，谨书于濒湖所。

［七言脉诀］

浮（阳）

浮脉，举之有余，按之不足（《脉经》）。如微风吹鸟背上毛，厌厌聂聂（轻汎貌），如循榆荚（《素问》）。如水漂木（崔氏）。如捻葱叶（黎氏）。

（浮脉法天，有轻清在上之象。在卦为乾，在时为秋，在人为肺，又谓之毛。太过则中坚旁虚，如循鸡羽，病在外也。不及则气来毛微，病在中也。《脉诀》言，寻之如太过，乃浮兼洪紧之象，非浮脉也。）

【体状诗】

浮脉惟从肉上行，如循榆荚似毛轻。三秋得令知无恙，久病逢之却可惊。

【相类诗】

浮如木在水中浮，浮大中空乃是芤。拍拍而浮是洪脉，来时虽盛去悠悠。

浮脉轻平似捻葱，虚来迟大豁然空。浮而柔细方为濡，散似杨花无定踪。

（浮而有力为洪，浮而迟大为虚，虚甚为散，浮而无力为芤，浮而柔细为濡。）

【主病诗】

浮脉为阳表病居，迟风数热紧寒拘。浮而有力多风热，无力而浮是血虚。

寸浮头痛眩生风，或有风痰聚在胸。关上土衰兼木旺，尺中溲便不流通。

（浮脉主表，有力表实，无力表虚，浮迟中风，浮数风热，浮紧风寒，浮缓风湿，浮虚伤暑，浮芤失血，浮洪虚热，浮散劳极。）

沉（阴）

沉脉，重手按至筋骨乃得（《脉经》）。如绵裹砂，内刚外柔（杨氏）。如石投水，必极其底。

（沉脉法地，有渊泉在下之象，在卦为坎，在时为冬，在人为肾。又谓之石，亦曰营。太过则如弹石，按之益坚，病在外也。不及则气来虚微，去如数者，病在中也。《脉诀》言缓度三关，状如烂绵者，非也。沉有缓数及各部之沉，烂绵乃弱脉，非沉也。）

【体状诗】

水行润下脉来沉，筋骨之间软滑匀。女子寸兮男子尺，四时如此号为平。

【相类诗】

沉帮筋骨自调匀，伏则推筋着骨寻。沉细如绵真弱脉，弦长实大是牢形。

（沉行筋间，伏行骨上，牢大有力，弱细无力。）

【主病诗】

沉潜水蓄阴经病，数热迟寒滑有痰。无力而沉虚与气，沉而有力积并寒。

寸沉痰郁水停胸，关主中寒痛不通。尺部浊遗并泄痢，肾虚腰及下元痈。

（沉脉主里，有力里实，无力里虚。沉则为气，又主水蓄，沉迟痼冷，沉数内热，沉滑痰食，沉涩气郁，沉弱寒热，沉缓寒湿，沉紧冷痛，沉牢冷积。）

迟（阴）

迟脉，一息三至，去来极慢（《脉经》）。

（迟为阳不胜阴，故脉来不及。《脉诀》言：重手乃得，是有沉无浮。一息三至，甚为易见。而曰隐隐、曰状且难，是涩脉矣，其谬可知。）

【体状诗】

迟来一息至惟三，阳不胜阴气血寒。但把浮沉分表里，消阴须益火之原。

【相类诗】

脉来三至号为迟，小驶（jué）于迟作缓持。迟细而难知是涩，浮而迟大以虚推。

（三至为迟，有力为缓，无力为涩，有止为结，迟甚为败，浮大而软为虚。黎氏曰：迟小而实，缓大而慢；迟为阴盛阳衰，缓为卫盛营弱，宜别之。）

【主病诗】

迟司脏病或多痰，沉痼癥瘕仔细看。有力而迟为冷痛，迟而无力定虚寒。

寸迟必是上焦寒，关主中寒痛不堪。尺是肾虚腰脚重，溲便不禁疝牵丸。

（迟脉主脏，有力冷痛，无力虚寒。浮迟表寒，沉迟里寒。）

数（阳）

数脉，一息六至（《脉经》）。脉流薄疾《素问》。

（数为阴不胜阳，故脉来太过焉。浮、沉、迟、数，脉之纲领。《素问》《脉经》皆为正脉。《脉诀》立七表、八里，而遗数脉，止谓于心脏，其妄甚矣。）

【体状诗】

数脉息间常六至，阴微阳盛必狂烦。浮沉表里分虚实，惟有儿童作吉看。

【相类诗】

数比平人多一至，紧来如索似弹绳。数而时止名为促，数见关中动脉形。

（数而弦急为紧，流利为滑，数而有止为促，数甚为极，数见关中为动。）

【主病诗】

数脉为阳热可知，只将君相火来医。实宜凉泻虚温补，肺病秋深却畏之。

寸数咽喉口舌疮，吐红咳嗽肺生疡。当关胃火并肝火，尺属滋阴降火汤。

（数脉主腑，有力实火，无力虚火。浮数表热，沉数里热，气口数实肺痈，数虚肺痿。）

滑（阳中阴）

滑脉，往来前却，流利展转，替替然如珠之应指（《脉经》）。漉漉如欲脱。

（滑为阴气有余，故脉来流利展转。脉者，血之府也。血盛则脉滑，故肾脉宜之；气盛则脉涩，故肺脉宜之。《脉诀》云：按之即伏，三关如珠，不进不退，是不分浮滑、沉滑、尺寸之滑也，今正之。）

【体状相类诗】

滑脉如珠替替然，往来流利却还前。莫将滑数为同类，数脉惟看至数间。

（滑则如珠，数则六至。）

【主病诗】

滑脉为阳元气衰，痰生百病食生灾。上为吐逆下蓄血，女脉调时定有胎。

寸滑膈痰生呕吐，吞酸舌强或咳嗽。当关宿食肝脾热，渴痢癫淋看尺部。

（滑主痰饮，浮滑风痰，沉滑食痰，滑数痰火，滑短宿食。《脉诀》言：关滑胃寒，尺滑脐似水。与《脉经》言关滑胃热，尺滑血蓄，妇人经病之旨相反，其谬如此。）

涩（阴）

涩脉，细而迟，往来难，短且散，或一止复来（《脉经》）。参伍不调（《素问》）。如轻刀刮竹（《脉诀》）。如雨沾沙（《通真子》）。如病蚕食叶。

（涩为阳气有余，气盛则血少，故脉来塞滞，而肺宜之。《脉诀》言：指下寻之似有，举之全无。与《脉经》所云，绝不相干。）

【体状诗】

细迟短涩往来难，散止依稀应指间。如雨沾沙容易散，病蚕食叶慢而艰。

【相类诗】

参伍不调名曰涩，轻刀刮竹短而难。微似秒芒微软甚，浮沉不别有无间。

（细迟短散，时一止曰涩。极细而软，重按若绝曰微。浮而柔细曰濡，沉而柔细曰弱。）

【主病诗】

涩缘血少或伤精，反胃亡阳汗雨淋。寒湿入营为血痹，女人非孕即无经。

寸涩心虚痛对胸，胃虚胁胀察关中。尺为精血俱伤候，肠结溲淋或下红。

（涩主血少精伤之病，女人有孕为胎病，无孕为败血。杜光庭云：涩脉独见尺中，形同代为死脉。）

虚（阴）

虚脉，迟大而软，按之无力，隐指豁豁然空（《脉经》）。

（崔紫虚云：形大力薄，其虚可知。《脉诀》言：寻之不足，举之有余。上言浮脉，不见虚状。杨仁斋言：状似柳絮，散漫而迟。滑氏言：散大而软，皆是散脉，非虚也。）

【体状相类诗】

举之迟大按之松，脉状无涯类谷空。莫把芤虚为一例，芤来浮大似慈葱。

（虚脉浮大而迟，按之无力。芤脉浮大，按之中空，芤为脱血。虚为血虚，浮散二脉见浮脉。）

【主病诗】

脉虚身热为伤暑，自汗怔忡惊悸多。发热阴虚须早治，养营益气莫蹉跎。

血不荣心寸口虚，关中腹胀食难舒。骨蒸痿痹伤精血，却在神门两部居。

（《经》曰：血虚脉虚。曰：气来虚微为不及，病在内。曰：久病脉虚者死。）

实（阳）

实脉，浮沉皆得，脉大而长微弦，应指幅幅然（《脉经》）。

（幅幅，坚实貌。《脉诀》言：如绳应指来，乃紧脉，非实脉也。）

【体状诗】

浮沉皆得大而长，应指无虚幅幅强。热蕴三焦成壮火，通肠发汗始安康。

【相类诗】

实脉浮沉有力强，紧如弹索转无常。须知牢脉帮筋骨，实大微弦更带长。

（浮沉有力为实，弦急弹人为紧，沉而实大，微弦而长为牢。）

【主病诗】

实脉为阳火郁成，发狂谵语吐频频。或为阳毒或伤食，大便不通或气疼。

寸实应知面热风，咽疼舌强气填胸。当关脾热中宫满，尺实腰肠痛不通。

（《经》曰：血实脉实。曰：脉实者，水谷为病。曰：气来实强是谓太过。《脉诀》言尺实小便不禁，与《脉经》尺实小腹痛、小便难之说何反。洁古不知其谬，《诀》为虚寒，药用姜、附，愈误矣。）

长（阳）

长脉，不小不大，迢迢自若（朱氏）。如循长竿末梢为平；如引绳，如循长竿，为病（《素问》）。

（长有三部之长，一部之长，在时为春，在人为肝；心脉长，神强气壮；肾脉长，蒂固根深。《经》曰：长则气治，皆言平脉也。）

【体状相类诗】

过于本位脉名长，弦则非然但满张。弦脉与长争较远，良工尺度自能量。

（实、牢、弦、紧皆兼长脉。）

【主病诗】

长脉迢迢大小匀，反常为病似牵绳。若非阳毒癫痫病，即是阳明热势深。

（长主有余之病。）

短（阴）

短脉，不及本位（《脉诀》）。应指而回，不能满部（《脉经》）。

（戴同父云：短脉只见尺寸，若关中见短，上不通寸，下不通尺，是阴阳绝脉，必死矣。故关不诊短。黎居士云：长短未有定体，诸脉举按之，附过于本位者为长，不及本位者为短。长脉属肝宜于春。短脉属肺宜于秋。但诊肝肺，长短自见。短脉两头无，中间有，不及本位，乃气不足以前导其血也。）

【体状相类诗】

两头缩缩名为短，涩短迟迟细且难。短涩而浮秋喜见，三春为贼有邪干。

（涩、微、动、结皆兼短脉。）

【主病诗】

短脉惟于尺寸寻，短而滑数酒伤神。浮为血涩沉为痞，寸主头疼尺腹疼。

（《经》曰：短则气病，短主不及之病。）

洪（阳）

洪脉，指下极大（《脉经》）。来盛去衰（《素问》）。来大去长（《通真子》）。

（洪脉在卦为离，在时为夏，在人为心。《素问》谓之大，亦曰钩。滑氏曰：来盛去衰，如钩之曲，上而复下。应血脉来去之象，象万物敷布下垂之状。詹炎举言如环珠者，非。《脉诀》云：季夏宜之，秋季、冬季，发汗通阳，俱非洪脉所宜，盖谬也。）

【体状诗】

脉来洪盛去还衰，满指滔滔应夏时。若在春秋冬月分，升阳散火莫狐疑。

【相类诗】

洪脉来时拍拍然，去衰来盛似波澜。欲知实脉参差处，举按弦长愊愊坚。

（洪而有力为实，实而无力为洪。）

【主病诗】

脉洪阳盛血应虚，相火炎炎热病居。胀满胃翻须早治，阴虚泄痢可踌躇。

寸洪心火上焦炎，肺脉洪时金不堪。肝火胃虚关内察，肾虚阴火尺中看。

（洪主阳盛阴虚之病，泄痢、失血、久嗽者忌之。《经》曰：形瘦脉大多气者死。曰：脉大则病进。）

微（阴）

微脉，极细而软，按之如欲绝，若有若无（《脉经》）。细而稍长（戴氏）。（《素问》谓之小。又曰：气血微则脉微。）

【体状相类诗】

微脉轻微瀿瀿乎，按之欲绝有如无。微为阳弱细阴弱，细比于微略较粗。

（轻诊即见，重按如欲绝者，微也。往来如线而常有者，细也。仲景曰：脉瀿瀿如羹上肥者，阳气微；萦萦如蚕丝细者，阴气衰；长病得之死，卒病得之生。）

【主病诗】

气血微兮脉亦微，恶寒发热汗淋漓。男为劳极诸虚候，女作崩中带下医。

寸微气促或心惊，关脉微时胀满形。尺部见之精血弱，恶寒消瘅痛呻吟。

（微主久虚血弱之病，阳微恶寒，阴微发热。《脉诀》云：崩中日久肝阴竭，漏下多时骨髓枯。）

紧（阳）

紧脉，来往有力，左右弹人手（《素问》）。如转索无常（仲景）。数如切绳（《脉经》）。如纫箄线（丹溪）。

（紧乃热，为寒束之脉，故急数如此，要有神气。《素问》谓之急。《脉诀》言：寥寥入尺来。崔氏言：如线，皆非紧状。或以浮紧为弦，沉紧为牢，亦近似耳。）

【体状诗】

举如转索切如绳，脉象因之得紧名。总是寒邪来作寇，内为腹痛外身疼。

【相类诗】见弦、实脉。

【主病诗】

紧为诸痛主于寒，喘咳风痫吐冷痰。浮紧表寒须发越，紧沉温散自然安。

寸紧人迎气口分，当关心腹痛沉沉。尺中有紧为阴冷，定是奔豚与疝疼。

（诸紧为寒为痛，人迎紧盛伤于寒，气口紧盛伤于食，尺紧痛居其腹。中恶浮紧，咳嗽沉紧，皆主死。）

缓（阴）

缓脉，去来小驶（jué）于迟（《脉经》）。一息四至（戴氏）。如丝在经，不卷其轴，应指和缓，往来甚匀（张太素）。如初春杨柳舞风之象（杨玄操）。如微风轻飐柳梢（滑伯仁）。

（缓脉在卦为坤，在时为四季，在人为脾。阳寸、阴尺，上下同等，浮大而软，无有偏胜者，平脉也。若非其时，即为有病。缓而和匀，不浮、不沉，不疾、不徐、不微、不弱者，即为胃气。故杜光庭云：欲知死期何以取？古贤推定五般土。阳土须知不遇阴，阴土遇阴当细数。详《玉函经》。）

【体状诗】

缓脉阿阿四至通，柳梢袅袅飐轻风。欲从脉里求神气，只在从容和缓中。

【相类诗】 见迟脉。

【主病诗】

缓脉营衰卫有余，或风或湿或脾虚。上为项强下痿痹，分别浮沉大小区。

寸缓风邪项背拘，关为风眩胃家虚。神门濡泄或风秘，或者蹒跚足力迂。

（浮缓为风，沉缓为湿，缓大风虚，缓细湿痹，缓涩脾虚，缓弱气虚。《脉诀》言：缓主脾热口臭、反胃、齿痛、梦鬼之病。出自杜撰，与缓无关。）

芤（阳中阴）

芤脉，浮大而软，按之中央空，两边实（《脉经》）。中空外实，状如慈葱。

（芤，慈葱也。《素问》无芤名。刘三点云：芤脉何似？绝类慈葱，指下成窟，有边无中。戴同父云：营行脉中，脉以血为形，芤脉中空，脱血之象也。《脉经》云：三部脉芤，长病得之生，卒病得之死。《脉诀》言：两头有，中间无，是脉断截矣。又言：主淋沥、气入小肠。与失血之候相反，误世不小。）

【体状诗】

芤形浮大软如葱，边实须知内已空。火犯阳经血上溢，热侵阴络下流红。

【相类诗】

中空旁实乃为芤，浮大而迟虚脉呼。芤更带弦名曰革，血亡芤革血虚虚。

【主病诗】

寸芤积血在于胸，关内逢芤肠胃痈。尺部见之多下血，赤淋红痢漏崩中。

弦（阳中阴）

弦脉，端直以长（《素问》）。如张弓弦（《脉经》）。按之不移，绰绰如按琴瑟弦（巢氏）。状若筝弦（《脉诀》）。从中直过，挺然指下（《刊误》）。

（弦脉在卦为震，在时为春，在人为肝。轻虚以滑者平，实滑如循长竿者病，劲急如新张弓弦者死。池氏曰：弦紧而数劲为太过，弦紧而细为不及。戴同父曰：弦而软，其病轻；弦而硬，其病重。《脉诀》言：时时带数，又言脉紧状绳牵。皆非弦象，今削之。）

【体状诗】

弦脉迢迢端直长，肝经木旺土应伤。怒气满胸常欲叫，翳蒙瞳子泪淋浪。

【相类诗】

弦来端直似丝弦，紧则如绳左右弹。紧言其力弦言象，牢脉弦长沉伏间。（又见长脉）

【主病诗】

弦应东方肝胆经，饮痰寒热疟缠身。浮沉迟数须分别，大小单双有重轻。

寸弦头痛膈多痰，寒热癥瘕察左关。关右胃寒心腹痛，尺中阴疝脚拘挛。

（弦为木盛之病。浮弦支饮外溢，沉弦悬饮内痛。疟脉自弦，弦数多热，弦迟多寒。弦大主虚，弦细拘急。阳弦头痛，阴弦腹痛。单弦饮癖，双弦寒痼。若不食者，木来克土，必难治。）

革（阴）

革脉，弦而芤（仲景）。如按鼓皮（丹溪）。

（仲景曰：弦则为寒，芤则为虚，虚寒相搏，此名曰革。男子亡血失精，妇人半产漏下。《脉经》曰：三部脉革，长病得之死，卒病得之生。

时珍曰：此即芤弦二脉相合，故均主失血之候。诸家脉书，皆以为牢脉，故或有革无牢，有牢无革，混淆不辨。不知革浮牢沉，革虚牢实，形证皆异也。又按：《甲乙经》曰：浑浑革革，至如涌泉，病进而危；弊弊绰绰，其去如弦绝者死。谓脉来浑浊革变，急如涌泉，出而不反也。王贶以为溢脉，与此不同。）

【体状主病诗】

革脉形如按鼓皮，芤弦相合脉寒虚。女人半产并崩漏，男子营虚或梦遗。

【相类诗】见芤、牢脉。

牢（阴中阳）

牢脉，似沉似伏，实大而长，微弦（《脉经》）。

（扁鹊曰：牢而长者，肝也。仲景曰：寒则牢坚，有牢固之象。沈氏曰：似沉似伏，牢之位也；实大弦长，牢之体也。《脉诀》不言形状，但云寻之则无，按之则有。云脉入皮肤辨息难，又以牢为死脉，皆孟浪谬误。）

【体状相类诗】

弦长实大脉牢坚，牢位常居沉伏间。革脉芤弦自浮起，革虚牢实要详看。

【主病诗】

寒则牢坚里有余，腹心寒痛木乘脾。疝㿗癥瘕何愁也，失血阴虚却忌之。

（牢主寒实之病，木实则为痛。扁鹊云：软为虚，牢为实。失血者，脉宜沉细，反浮大而牢者死，虚病见实脉也。《脉诀》言：骨间疼痛，气居于表。池氏以为肾传于脾，皆谬妄不经。）

濡（阴）

濡脉，极软而浮细，如帛在水中，轻手相得，按之无有（《脉经》），如水上浮沤。

（帛浮水中，重手按之，随手而没之象。《脉诀》言：按之似有举还无，是微脉，非濡也。）

【体状诗】

濡形浮细按须轻，水面浮绵力不禁。病后产中犹有药，平人若见是无根。

【相类诗】

浮而柔细知为濡，沉细而柔作弱持。微则浮微如欲绝，细来沉细近于微。

（浮细如绵曰濡，沉细如绵曰弱，浮而极细如绝曰微，沉而极细不断曰细。）

【主病诗】

濡为亡血阴虚病，髓海丹田暗已亏。汗雨夜来蒸入骨，血山崩倒湿侵脾。
寸濡阳微自汗多，关中其奈气虚何。尺伤精血虚寒甚，温补真阴可起疴。

（濡主血虚之病，又为伤湿。）

弱（阴）

弱脉，极软而沉细，按之乃得，举手无有（《脉经》）。

（弱乃濡之沉者。《脉诀》言：轻手乃得。黎氏譬如浮沤，皆是濡脉，非弱也。

《素问》曰：脉弱以滑，是有胃气。脉弱以涩，是谓久病。病后老弱见之顺，平人少年见之逆。）

【体状诗】

弱来无力按之柔，柔细而沉不见浮。阳陷入阴精血弱，白头犹可少年愁。

【相类诗】见濡脉。

【主病诗】

弱脉阴虚阳气衰，恶寒发热骨筋痿。多惊多汗精神减，益气调营急早医。

寸弱阳虚病可知，关为胃弱与脾衰。欲求阳陷阴虚病，须把神门两部推。

（弱主气虚之病。仲景曰：阳陷入阴，故恶寒发热。又云：弱主筋，沉主骨，阳浮阴弱，血虚筋急。柳氏曰：气虚则脉弱，寸弱阳虚，尺弱阴虚，关弱胃虚。）

散（阴）

散脉，大而散。有表无里（《脉经》）。涣漫不收（崔氏）。无统纪，无拘束，至数不齐，或来多去少，或去多来少，涣散不收，如杨花散漫之象（柳氏）。

（戴同父曰：心脉浮大而散，肺脉短涩而散，平脉也。心脉软散，怔忡；肺脉软散，汗出；肝脉软散，溢饮；脾脉软散，胕肿，病脉也；肾脉软散，诸病脉代散，死脉也。《难经》曰：散脉独见则危。柳氏曰：散为气血俱虚，根本脱离之脉，产妇得之生，孕妇得之堕。）

【体状诗】

散似杨花散漫飞，去来无定至难齐。产为生兆胎为堕，久病逢之不必医。

【相类诗】

散脉无拘散漫然，濡来浮细水中绵。浮而迟大为虚脉，芤脉中空有两边。

【主病诗】

左寸怔忡右寸汗，溢饮左关应软散。右关软散胻胕肿，散居两尺魂应断。

细（阴）

细脉，小于微而常有，细直而软，若丝线之应指（《脉经》）。

（《素问》谓之小。王启玄言如莠蓬，状其柔细也。《脉诀》言：往来极微，是微反大于细矣，与《经》相背。）

【体状诗】

细来累累细如丝，应指沉沉无绝期。春夏少年俱不利，秋冬老弱却相宜。

【相类诗】见微、濡脉。

【主病诗】

细脉萦萦血气衰，诸虚劳损七情乖。若非湿气侵腰肾，即是伤精汗泄来。

寸细应知呕吐频，入关腹胀胃虚形。尺逢定是丹田冷，泄痢遗精号脱阴。

（《脉经》曰：细为血少气衰。有此证则顺，否则逆。故吐衄得沉细者生。忧劳过度者，脉亦细。）

伏（阴）

伏脉，重按着骨，指下裁动（《脉经》）。脉行筋下（《刊误》）。

（《脉诀》言：寻之似有，定息全无，殊为舛谬。）

【体状诗】

伏脉推筋着骨寻，指间裁动隐然深。伤寒欲汗阳将解，厥逆脐疼证属阴。

【相类诗】见沉脉。

【主病诗】

伏为霍乱吐频频，腹痛多缘宿食停。蓄饮老痰成积聚，散寒温里莫因循。

食郁胸中双寸伏，欲吐不吐常兀兀。当关腹痛困沉沉，关后疝疼还破腹。

（伤寒，一手脉伏曰单伏，两手脉伏曰双伏，不可以阳证见阴为诊。乃火邪内郁，不得发越，阳极似阴，故脉伏，必有大汗而解。正如久旱将雨，六合阴晦，雨后庶物皆苏之义。又有夹阴伤寒，先有伏阴在内，外复感寒，阴盛阳衰，四肢厥逆，六脉沉伏，须投姜附及灸关元，脉乃复出也。若太溪、冲阳皆无脉者，必死。《脉诀》言：徐徐发汗。洁古以麻黄附子细辛汤主之，皆非也。刘元宾曰：伏脉不可发汗。）

动（阳）

动，乃数脉见于关上下，无头尾，如豆大，厥厥动摇。

（仲景曰：阴阳相搏名曰动，阳动则汗出，阴动则发热，形冷恶寒，此三焦伤也。成无己曰：阴阳相搏，则虚者动，故阳虚则阳动，阴虚则阴动。庞安常曰：关前三分为阳，后三分为阴，关位半阴半阳，故动随虚见。《脉诀》言：寻之似有，举之还无，不离其处，不往不来，三关沉沉。含糊谬妄，殊非动脉。詹氏言其形鼓动如钩、如毛者，尤谬。）

【体状诗】

动脉摇摇数在关，无头无尾豆形团。其原本是阴阳搏，虚者摇兮胜者安。

【主病诗】

动脉专司痛与惊，汗因阳动热因阴。或为泄痢拘挛病，男子亡精女子崩。

（仲景曰：动则为痛为惊。《素问》曰：阴虚阳搏，谓之崩。又曰：妇人手少阴脉动甚者，妊子也。）

促（阳）

促脉，来去数，时一止复来（《脉经》）。如蹶之趣，徐疾不常（黎氏）。

（《脉经》但言数而止为促。《脉诀》乃云：并居寸口。不言时止者，谬矣。数止为促，缓止为结，何独寸口哉！）

【体状诗】

促脉数而时一止，此为阳极欲亡阴。三焦郁火炎炎盛，进必无生退可生。

【相类诗】见代脉。

【主病诗】

促脉惟将火病医，其因有五细推之。时时喘咳皆痰积，或发狂斑与毒疽。

（促主阳盛之病。促、结之因，皆有气、血、痰、饮、食五者之别。一有留滞，则脉必见止也。）

结（阴）

结脉，往来缓，时一止复来（《脉经》）。

（《脉诀》言：或来或去，聚而却还。与结无关。仲景有累累如循长竿曰阴结，蔼蔼如车盖曰阳结。《脉经》又有如麻子动摇，旋引旋收，聚散不常者曰结，主死。此三脉，名同实异也。）

【体状诗】

结脉缓而时一止，独阴偏盛欲亡阳。浮为气滞沉为积，汗下分明在主张。

【相类诗】见代脉。

【主病诗】

结脉皆因气血凝，老痰结滞苦沉吟。内生积聚外痈肿，疝瘕为殃病属阴。

（结主阴盛之病。越人曰：结甚则积甚，结微则气微，浮结外有痛积，伏结内有积聚。）

代（阴）

代脉，动而中止，不能自还，因而复动（仲景）。脉至还入尺，良久方来（吴氏）。

（脉一息五至，肺、心、脾、肝、肾五脏之气，皆足五十动而一息，合大衍之数，谓之平脉。反此则止乃见焉，肾气不能至，则四十动一止；肝气不能至，则三十动一止。盖一脏之气衰，而他脏之气代至也。《经》曰：代则气衰。滑伯仁曰：若无病羸瘦，脉代者，危脉也。有病而气血乍损，气不能续者，只为病脉。伤寒心悸脉代者，复脉汤主之。妊娠脉代者，其胎百日。代之生死，不可不辨。）

【体状诗】

动而中止不能还，复动因而作代看。病者得之犹可疗，平人却与寿相关。

【相类诗】

数而时至名为促，缓止须将结脉呼。止不能回方是代，结生代死自殊途。

（促、结之止无常数，或二动、三动，一止即来。代脉之止有常数，必依数而止，还入尺中，良久方来也。）

【主病诗】

代脉之因脏气衰，腹疼泄痢下元亏。或为吐泻中宫病，女子怀胎三月兮。

（《脉经》曰：代散者死。主泄及便脓血。）

五十不止身无病，数内有止皆知定。四十一止一脏绝，四年之后多亡命。三十一止即三年，二十一止二年应。十动一止一年殂，更观气色兼形证。

两动一止三四日，三四动止应六七。五六一止七八朝，次第推之自无失。

（戴同父曰：脉必满五十动，出自《难经》；而《脉诀》五脏歌，皆以四十五动为准，乖于经旨。柳东阳曰：古以动数候脉，是吃紧语。须候五十动，乃知五脏缺失。今人指到腕臂，即云见了。夫五十动，岂弹指间事耶？故学者当诊脉、问证、听声、观色，斯备四诊而无失。）

附录2:《四言举要》原文

（宋·南康紫虚隐君，崔嘉彦希范著。明·荆州月池子，李言闻子郁删补。）

脉乃血派，气血之先，血之隧道，气息应焉。
其象法地，血之府也，心之合也，皮之部也。

资始于肾，资生于胃，阳中之阴，本乎营卫。
营者阴血，卫者阳气，营行脉中，卫行脉外。
脉不自行，随气而至，气动脉应，阴阳之谊。
气如橐龠，血如波澜，血脉气息，上下循环。

十二经中，皆有动脉，惟手太阴，寸口取决。
此经属肺，上系吭嗌，脉之大会，息之出入。
一呼一吸，四至为息，日夜一万三千五百。
一呼一吸，脉行六寸，日夜八百十丈为准。

初持脉时，令仰其掌，掌后高骨，是谓关上。
关前为阳，关后为阴，阳寸阴尺，先后推寻。

心肝居左，肺脾居右，肾与命门，居两尺部。
魂魄谷神，皆见寸口，左主司官，右主司府。
左大顺男，右大顺女，本命扶命，男左女右。
关前一分，人命之主，左为人迎，右为气口。
神门决断，两在关后，人无二脉，病死不愈。
男女脉同，惟尺则异，阳弱阴盛，反此病至。

脉有七诊，曰浮、中、沉，上、下、左、右，消息求寻。
又有九候，举按轻重，三部浮沉，各候五动。

寸候胸上，关候膈下，尺候于脐，下至跟踝。
左脉候左，右脉候右，病随所在，不病者否。

浮为心肺，沉为肾肝，脾胃中州，浮沉之间。
心脉之浮，浮大而散，肺脉之浮，浮涩而短。
肝脉之沉，沉而弦长，肾脉之沉，沉实而濡。
脾胃属土，脉宜和缓，命为相火，左寸同断。

春弦夏洪，秋毛冬石，四季和缓，是谓平脉。
太过实强，病生于外，不及虚微，病生于内。
春得秋脉，死在金日，五脏准此，推之不失。

四时百病，胃气为本，脉贵有神，不可不审。

调停自气，呼吸定息，四至五至，平和之则。
三至为迟，迟则为冷，六至为数，数即热证。
转迟转冷，转数转热，迟数既明，浮沉当别。
浮沉迟数，辨内外因，外因于天，内因于人。
天有阴阳，风雨晦冥，人喜怒忧，思悲恐惊。
外因之浮，则为表证，沉里迟阴，数则阳盛。
内因之浮，虚风所为，沉气迟冷，数热何疑。
浮数表热，沉数里热，浮迟表虚，沉迟冷结。
表里阴阳，风气冷热，辨内外因，脉证参别。
脉理浩繁，总括于四，既得提纲，引申触类。

浮脉法天，轻手可得，汛汛在上，如水漂木。
有力洪大，来盛去悠，无力虚大，迟而且柔。
虚甚则散，涣漫不收，有边无中，其名曰芤。
浮小为濡，绵浮水面，濡甚则微，不任寻按。
沉脉法地，近于筋骨，深深在下，沉极为伏。
有力为牢，实大弦长，牢甚则实，愊愊而强。

无力为弱，柔小如绵，弱甚则细，如蛛丝然。
迟脉属阴，一息三至，小驶于迟，缓不及四。
二损一败，病不可治，两息夺精，脉已无气。
浮大虚散，或见芤革，浮小濡微，沉小细弱。
迟细为涩，往来极难，易散一止，止而复还。
结则来缓，止而复来，代则来缓，止不能回。
数脉属阳，六至一息，七疾八极，九至为脱。
浮大者洪，沉大牢实，往来流利，是谓之滑。
有力为紧，弹如转索，数见寸口，有止为促。
数见关中，动脉可候，厥厥动摇，状如小豆。
长则气治，过于本位，长而端直，弦脉应指。
短则气病，不能满部，不见于关，惟尺寸候。

一脉一形，各有主病，数脉相兼，则见诸证。
浮脉主表，里必不足，有力风热，无力血弱。
浮迟风虚，浮数风热，浮紧风寒，浮缓风湿。
浮虚伤暑，浮芤失血，浮洪虚火，浮微劳极。
浮濡阴虚，浮散虚剧，浮弦痰饮，浮滑痰热。
沉脉主表，主寒主积，有力痰食，无力气郁。
沉迟虚寒，沉数热伏，沉紧冷痛，沉缓水畜。
沉牢痼冷，沉实热极，沉弱阴虚，沉细痹湿。
沉弦饮痛，沉滑宿食，沉伏吐利，阴毒聚积。
迟脉主脏，阳气伏潜，有力为痛，无力虚寒。
数脉主腑，主吐主狂，有力为热，无力为疮。
滑脉主痰，或伤于食，下为畜血，上为吐逆。
涩脉少血，或中寒湿，反胃结肠，自汗厥逆。
弦脉主饮，病属胆肝，弦数多热，弦迟多寒。
浮弦支饮，沉弦悬痛，阳弦头痛，阴弦腹痛。
紧脉主寒，又主诸痛，浮紧表寒，沉紧里痛。
长脉气平，短脉气病，细则气少，大则病进。
浮长风痫，沉短宿食，血虚脉虚，气实脉实。

洪脉为热，其阴则虚，细脉为湿，其血则虚。

缓大者风，缓细者湿，缓涩血少，缓滑内热。

濡小阴虚，弱小阳竭，阳竭恶寒，阴虚发热。

阳微恶寒，阴微发热，男微虚损，女微泻血。

阳动汗出，阴动发热，为痛与惊，崩中失血。

虚寒相搏，其名为革，男子失精，女子失血。

阳盛则促，肺痈阳毒，阴盛则结，疝瘕积郁。

代则气衰，或泄脓血，伤寒心悸，女胎三月。

脉之主病，有宜不宜，阴阳顺逆，凶吉可推。

中风浮缓，急实则忌，浮滑中痰，沉迟中气。

尸厥沉滑，卒不知人，入脏身冷，入腑身温。

风伤于卫，浮缓有汗，寒伤于营，浮紧无汗。

暑伤于气，脉虚身热，湿伤于血，脉缓细涩。

伤寒热病，脉喜浮洪，沉微涩小，证反必凶。

汗后脉静，身凉则安，汗后脉躁，热甚必难。

阳病见阴，病必危殆，阴病见阳，虽困无害。

上不至关，阴气已绝，下不至关，阳气已竭。

代脉止歇，脏绝倾危，散脉无根，形损难医。

饮食内伤，气口急滑，劳倦内伤，脾脉大弱。

欲知是气，下手脉沉，沉极则伏，涩弱久深。

大郁多沉，滑痰紧食，气涩血芤，数火细湿。

滑主多痰，弦主留饮，热则滑数，寒则弦紧。

浮滑兼风，沉滑兼气，食伤短疾，湿留濡细。

疟脉自弦，弦数者热，弦迟者寒，代散者折。

泄泻下痢，沉小滑弱，实大浮洪，发热则恶。

呕吐反胃，浮滑者昌，弦数紧涩，结肠者亡。

霍乱之候，脉代勿讶，厥逆迟微，是则可怕。

咳嗽多浮，聚肺关胃，沉紧小危，浮濡易治。
喘急息肩，浮滑者顺，沉涩肢寒，散脉逆证。
病热有火，洪数可医，沉微无火，无根者危。
骨蒸发热，脉数而虚，热而涩小，必殒其躯。

劳极诸虚，浮软微弱，土败双弦，火炎急数。
诸病失血，脉必见芤，缓小可喜，数大可忧。
瘀血内蓄，却宜牢大，沉小涩微，反成其害。

遗精白浊，微涩而弱，火盛阴虚，芤濡洪数。
三消之脉，浮大者生，细小微涩，形脱可惊。

小便淋闭，鼻头色黄，涩小无血，数大何妨。
大便燥结，须分气血，阳数而实，阴迟而涩。

癫乃重阴，狂乃重阳，浮洪吉兆，沉急凶殃。
痫脉宜虚，实急者恶，浮阳沉阴，滑痰数热。

喉痹之脉，数热迟寒，缠喉走马，微伏则难。

诸风眩运，有火有痰，左涩死血，右大虚看。
头痛多弦，浮风紧寒，热洪湿细，缓滑厥痰。
气虚弦软，血虚微涩，肾厥弦坚，真痛短涩。

心腹之痛，其类有九，细迟从吉，浮大延久。
疝气弦急，积聚在里，牢急者生，弱急者死。
腰痛之脉，多沉而弦，兼浮者风，兼紧者寒。
弦滑痰饮，濡细肾着，大乃肾虚，沉实闪肭。
脚气有四，迟寒数热，浮滑者风，濡细者湿。

痿病肺虚，脉多微缓，或涩或紧，或细或濡。
风寒湿气，合而为痹，浮涩而紧，三脉乃备。

五疸实热，脉必洪数，涩微属虚，切忌发渴。
脉得诸沉，责其有水，浮气与风，沉石或里。
沉数为阳，沉迟为阴，浮大出厄，虚小可惊。
胀满脉弦，土制于木，湿热数洪，阴寒迟弱。

浮为虚满，紧则中实，浮大可治，虚小危极。
五脏为积，六腑为聚，实强者生，沉细者死。
中恶腹胀，紧细者生，脉若浮大，邪气已深。

痈疽浮数，恶寒发热，若有痛处，痈疽所发，
脉数发热，而痛者阳，不数不热，不疼阴疮。
未溃痈疽，不怕洪大，已溃痈疽，洪大可怕。
肺痈已成，寸数而实，肺痿之形，数而无力。
肺痈色白，脉宜短涩，不宜浮大，唾糊呕血。
阳痈实热，滑数可知，数而不热，关脉芤虚。
微涩而紧，未脓当下，紧数脓成，切不可下。

妇人之脉，以血为本，血旺易胎，气旺难孕。
少阴动甚，谓之有子，尺脉滑利，妊娠可喜。
滑疾不散，胎必三月，但疾不散，五月可别。
左疾为男，右疾为女，女腹如箕，男腹如釜。
欲产之脉，其至离经，水下乃产，未下勿惊。
新产之脉，缓滑为吉，实大弦牢，有证则逆。

小儿之脉，七至为平，更察色证，与虎口文（纹）。

奇经八脉，其诊又别，直上直下，浮则为督，
牢则为冲，紧则任脉，寸左右弹，阳跷可决。

尺左右弹，阴跷可别，关左右弹，带脉当决。
尺外斜上，至寸阴维，尺内斜上，至寸阳维。
督脉为病，脊强癫痫，任脉为病，七疝瘕坚。
冲脉为病，逆气里急，带主带下，脐痛精失。
阳维寒热，目眩僵仆，阴维心痛，胸肋刺筑。
阳跷为病，阳缓阴急，阴跷为病，阴缓阳急。
癫痫瘛疭，寒热恍惚，八脉脉证，各有所属。

平人无脉，移于外络，兄位弟乘，阳溪列缺。

病脉既明，吉凶当别，经脉之外，又有真脉。
肝绝之脉，循刀责责，心绝之脉，转豆躁疾。
脾则雀啄，如屋之漏，如水之流，如杯之覆。
肺绝如毛，无根萧索，麻子动摇，浮波之合。
肾脉将绝，至如省客，来如弹石，去如解索。
命脉将绝，虾游鱼翔，至如涌泉，绝在膀胱。
真脉既形，胃已无气，参察色证，断之以臆。

附录3：28脉六大类表

分类	脉纲	脉名	浮	中	沉	要点	特征
浮脉类	脉位表浅，轻取即得	浮	√			力度渐大	轻取即得，重按不明显，且无空虚感
		洪	√			来盛去衰	脉形宽大，充盛满指，搏动有力
		濡	√			细弱	浮细形小，势软无力
		散	√			脉律不齐	浮而虚大，散漫无根，时快时慢，沉取则无
		芤	√			浮大中空	浮而中空，周边充实
		革	√			浮大中空	浮而中空，脉带弦象，就好像按在鼓皮上，重按时脉象会有所减弱
沉脉类	脉位深沉，重按始见	沉			√	柔和、均匀	其脉象在筋骨之间柔和、均匀地搏动。有力为里实，无力为里虚
		伏			√	无力	用极重指力推至筋骨，才能感觉到脉搏跳动
		弱			√	细而无力	沉细，柔软，重按时感觉脉将断绝一样
		牢			√	实大弦长沉伏有力	脉位在沉伏之间，脉势实大而弦，沉取才能摸得到，且搏动有力
迟脉类	一息四至或不足四至	迟	√	√	√	脉搏频率慢于正常	一息只有三至，其来势缓慢去势也比较缓慢，不论浮取、中取或沉取都可得
		缓	√	√	√	比迟脉稍快，从容和缓属正常，怠慢缓滞属病脉	来去缓慢，但比迟脉稍快，一息四至
		涩	√	√	√	迟滞不畅，往来艰涩，极不流利	迟细滞涩，如轻刀刮竹，指下无滑润感觉
		结	√	√	√	脉律不齐	来去缓慢，脉律不齐，时而出现歇止，不规律

续表

分类	脉纲	脉名	浮	中	沉	要点	特征
数脉类	一息五至以上	数	√	√	√	一息六至	往来流利，来去急促，脉跳次数增多
		疾	√	√	√	一息七八至	脉跳每分钟 140～160 次
		促	√	√	√	五至以上，脉律不齐	脉来急数，时而一止，但无规律
		动	√	√	√	形如豆粒，应指明显，脉短，多见于关部，无头无尾	脉仅关部明显，兼滑数有力，形如豆粒，短短跳动
虚脉类	应指无力	虚	√			充盈度不足，浮大柔，稍迟	轻取迟缓而大，稍加用力更觉柔软，感觉空虚无力
		细			√	脉细无力	脉细如线，应指明显
		微	√			细小，重按欲绝	极细而虚软，似有似无，像是要断绝
		代	√	√	√	缓而时止，止有定数	脉缓而有歇止，歇止有规律
		短	√	√	√	脉象短小，不及本位	脉体短小，寸、尺部脉体均不足，状如米粒，若龟藏头缩尾
实脉类	应指有力	实	√	√	√	来去皆盛，大、长、坚实、带弦	宽大而长，搏动略显强劲，应指坚实有力
		滑	√	√	√	流利圆滑，如珠滚盘	往来流利，脉形圆滑，来时反复滑动不断，如按在滚动的珠子上
		弦	√	√	√	呈条状，比较硬	举之应手，按之紧绷有力，如按在琴弦上，端直而长
		紧	√	√	√	绷紧坚挺，左右弹动，有绞索波动感	紧绷有力，如按在拉紧、转动的绳索上
		长	√	√	√	脉搏跳动范围较长	脉搏的跳动范围显示较长，能够超过寸、关、尺三部

参考文献
Reference

[1] 费照馥.现代中医脉诊学 [M].北京:人民卫生出版社，2003.

[2] 张湖得，王仰宗，曹启富.中医脉诊秘诀 [M].北京:中国科学技术出版社，2019.

[3] 李灿东，吴承玉.中医诊断学 [M].北京:中国中医药出版社，2016.

[4] 朱进忠.中医脉诊大全 [M].太原:山西科学技术出版社，2003.